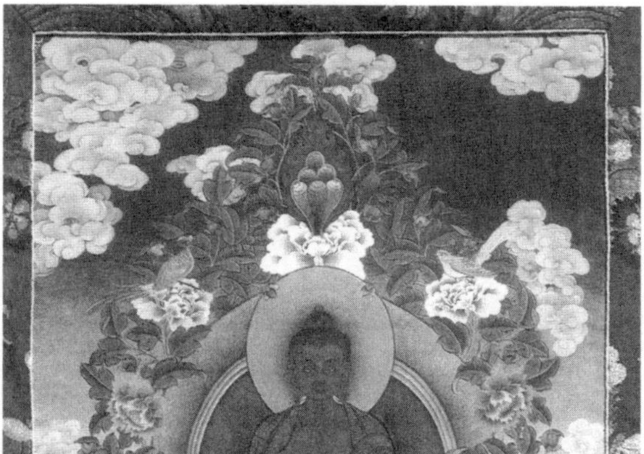

Aleksej Zasuhin

Anne Löhr-Gößling

MODERNE TIBETISCHE MEDIZIN

Praktisches Heilwissen für weitverbreitete Beschwerden und Krankheiten

KNAUR
MENSSANA

Besuchen Sie uns im Internet:
www.mens-sana.de

FSC
www.fsc.org
MIX
Papier aus verantwortungsvollen Quellen
FSC® C083411

Originalausgabe September 2015

Ein Imprint der Verlagsgruppe
Droemer Knaur GmbH & Co. KG, München
Ein Buch-Projekt von MayaMedia Agentur, Berlin

Illustrationen: Aleksej Zasuhin
Redaktion: Ulrike Strerath-Bolz
Covergestaltung: ZERO Werbeagentur, München
Covermotiv: Aleksej Zasuhin
Satz: Daniela Schulz, Puchheim
Druck und Bindung: CPI books GmbH, Leck
ISBN 978-3-426-65758-4

2 4 5 3 1

Inhalt

Meiner Mutter gewidmet

Vorwort

Bei der Arbeit mit Tausenden von Patienten in meiner Berliner Praxis beobachte ich seit vielen Jahren, dass die meisten Menschen sich selbst, ihrem Körper und dessen Funktionsweisen ziemlich ratlos gegenüberstehen. Sie kommen zu mir mit einem körperlichen Problem, das sie auch nach diversen medizinischen Behandlungen nicht losgeworden sind. Ihnen tun beispielsweise die Schultern weh oder die Knie, oder sie haben chronische Kopfschmerzen.

Die Symptome sind zahlreich, und oft stecken langjährige Fehlentwicklungen dahinter: Stress, falsche Ernährung, eine ungute Lebensweise. Ursachen für Krankheitsentwicklungen liegen hier, doch die westliche Schulmedizin und mit ihr der westliche Mensch sehen nicht, was auf der Hand liegt. Symptome werden behandelt, kurzfristig gelindert und tauchen wieder auf.

Die Psychosomatik als Zweig der Medizin ist durchaus bekannt, aber sie gilt als Randerscheinung. Die Tibetische Medizin dagegen – wie auch andere asiatische Schulen – sieht den Menschen als Ganzes. Eine schmerzende Hand ist für sie Bestandteil eines Systems und Ausdruck für Fehlentwicklungen. Sobald diese verstanden werden, ist eine Korrektur möglich. Häufig ist sie sogar sehr einfach vorzunehmen. Krankheitssymptome verschwinden dann schnell und dauerhaft. An die Stelle der symptomatischen Behandlung tritt die Ursachentherapie.

Meine Patienten müssen mich nicht ständig aufsuchen, damit *ich* irgendetwas *mit ihnen* mache, vielmehr können sie ihre Heilung selbst in Gang setzen. Die Tibetische

Medizin bietet jedem Einzelnen ein Modell, sich selbst zu erkennen und Dysbalancen mit einfachen Mitteln auszugleichen. Das Verständnis für die eigene Befindlichkeit ist ein wichtiger Bestandteil der Heilung. Wer sich auf die Tibetische Medizin einlässt, hat einen unschätzbaren Helfer an seiner Seite.

Dieses Buch soll Ihnen helfen, die Tibetische Medizin kennenzulernen. Zunächst geht es dabei um ihre Herkunft, ihre Definition von Gesundheit und Krankheit, ihr Menschenbild. Sie hilft Ihnen zu verstehen, wie die zahlreichen Fallbeispiele interpretiert werden und warum Patienten mit einer langen Leidensgeschichte und immer neuen Therapieversuchen hier endlich einen Ausweg zur Heilung finden.

Zum Schutz der Privatsphäre meiner Patienten wurden Namen und biographische Details verändert.

Ihnen, meinen Leserinnen und Lesern, wünsche ich, dass Sie das Angebot der Tibetischen Medizin annehmen und ein erfülltes Leben in Gesundheit führen können.

1 Was ist Tibetische Medizin?

Der Geist ist sowohl die Quelle des Glücks
als auch die Wurzel des Leidens.
Es wohnt ihm eine außerordentliche Heilkraft inne,
aber auch die Fähigkeit, uns krank zu machen.

Buddha

Die Tibetische Medizin betrachtet den Menschen als ein komplexes System vielfältiger Energien. Seele und Materie, Psyche und Körper gehören zusammen, ihre Kommunikation und ihr ausgeglichenes Zusammenspiel sind die Voraussetzungen für körperliche und geistige Gesundheit.

Die Tibetische Medizin ist buddhistisch geprägt und vereint in sich die Lehren der traditionellen chinesischen, mongolischen und tibetischen Heilungslehren, aber auch des indischen Ayurveda. Sie ist nicht geographisch eingeschränkt. Und sie ist auch mehr als »Medizin«: Sie ist eine philosophische Schule, die dem Menschen hilft, sich als Individuum innerhalb eines Systems zu erkennen und einzuordnen.

Auf faszinierende Weise erfüllt sie den Anspruch an eine Geist und Körper umfassende Heilkunst, die auch schwere Zivilisationskrankheiten aufzulösen vermag, dauerhaft wirkt, und zwar ohne schädliche Nebenwirkungen.

Während sich die westliche wissenschaftliche Medizin mit der rationalen und linearen Analyse von Einzelteilen befasst und dabei immer weiter spezialisiert, geht die Tibetische Medizin darüber hinaus. Auch sie kennt die Körperstrukturen im Detail, ordnet diese aber in ein systemisches

Ganzes ein und geht intuitiv, synthetisch und ganzheitlich vor. Nicht die isolierten Einzelteile werden betrachtet, sondern der Mensch in seiner Gesamtheit.

Die Tibetische Medizin sieht den Menschen als ein energetisches System, in dem Materielles und Feinstoffliches – Körper, Psyche und Bewusstsein – unauflöslich miteinander verwoben sind.

Während in der westlichen Kultur körperliche und psychische Aspekte des Menschen betrachtet werden, ist für Asiaten der feinstoffliche Bereich von großer Bedeutung. Die Lebensenergie (tibetisch: *thig-le* oder *la*, chinesisch: *chi)* bewegt sich auf drei Energiebahnen und durch mehrere Energiezentren *(chakras)* im Rhythmus des Mondzyklus (nach Rechnung der Tibetischen Medizin) durch den Körper. Der männliche Zyklus fängt am Grundgelenk des großen Zehs des linken Fußes an, der weibliche am Grundgelenk des großen Zehs des rechten Fußes. Der zentrale Kanal ist *Uma*. Das *Uma*-Zeichen ist die Spirale mit dem Stab, der längste Weg und der kürzeste Weg; es ist zugleich eine Metapher für die DNS und für Unendlichkeit.

Uma ist ein ätherischer Körper, den man auch als »Seele« bezeichnen könnte. Es ist die Schnittstelle zwischen der geistig-seelischen Dimension und dem materiellen Körper. Im Buddhismus gibt es die Vorstellung, dass wir durch einen silbernen Faden mit dem großen Ganzen verbunden sind. *Uma* ist dieser silberne Faden. Ich habe meine Praxis *Uma*haus genannt, denn hier wird ganzheitlich behandelt: der Geist genauso wie der Körper.

Krankheiten resultieren aus dem Bewusstsein; sie spiegeln den mentalen Zustand wider. Echte Heilung besteht nicht in der Symptombehandlung mit Pillen, sondern im Erkennen der mentalen Muster, die uns krank machen. Letztlich geht es um die Erkenntnis, wer wir sind.

Im Zentrum der Tibetischen Medizin steht die ayurvedische Lehre von den drei »Säften«: Wind, Galle und Schleim. Wind entspricht dem Element Luft, Galle dem Element Feuer und Schleim entspricht einer Kombination aus Erde und Wasser.

Die Säfte sind nicht als konkrete physikalische Substanzen zu verstehen. Vielmehr handelt es sich um einen Komplex aus feinstofflichen Energien, die die materielle wie die psychische Seite der Körperfunktionen betrifft. Das Zusammenspiel der drei Säfte entscheidet über körperliche und seelische Gesundheit.

Jede Krankheit hat aus Sicht der Tibetischen Medizin eine geistige Wurzel. Die Harmonie der drei Säfte wird durch ein entsprechendes »Geistesgift« zerstört. Dabei beinhaltet »Wind« das Gift der Begierde, »Galle« ist durch Hass gefährdet und »Schleim« durch Unwissenheit (siehe die Abschnitte »Der große, geerdete Typ: Badkan« in Kapitel 3 und »Krankheiten durch eigene ›Gifte‹« in Kapitel 5).

Dem verallgemeinernden Menschenbild in der naturwissenschaftlich geprägten Medizin steht in der Tibetischen Medizin ein individuelles entgegen. Der Patient wird immer als Individuum, als einzigartige Kombination verschiedener Elemente aufgefasst. Erst wenn der Heiler erkannt hat, welche Elemente seinen Patienten bestimmen und welches Element beeinflusst und behandelt werden muss, kann er die richtige Therapie finden.

Entsprechend unterschiedlich wird behandelt: Während die westliche Medizin dem Kopfschmerz meist mit der Verabreichung nebenwirkungsreicher Schmerzmittel begegnet, interessieren den Therapeuten in der Tibetischen Medizin die tieferliegenden Ursachen der Schmerzen, die er als ein Symptom betrachtet, als eine körperliche Manifestation von unausgeglichenen Elementen und mentalen Blockaden. Diese zu erkennen bzw. dem Patienten erkennbar zu machen und dadurch geistige Energien wieder

strömen zu lassen, ist sein Ziel. Werden die psychisch erzeugten Faktoren einer Störung erkannt und behoben, so ist der Kopfschmerz überwunden – nicht nur aktuell, sondern meist für immer.
Da die Krankheitsbezeichnungen der Schulmedizin nicht unbedingt mit denen der Tibetischen Medizin übereinstimmen, soll Ihnen ein Register mit den hierzulande bekannten Krankheiten im Anhang Orientierung geben.

Prophylaxe durch Selbsterkenntnis

Das wichtigste Ziel der Tibetischen Medizin ist denn auch die Prophylaxe. Sie geht davon aus, dass sich jeder Einzelne körperlich und geistig gesund erhalten kann, wenn er sich selbst kennt. Wenn er weiß, welchem Elemente-Typ er angehört, das heißt, welche Elemente in ihm vorherrschend sind, kann er sich selbst besser einschätzen. Die Kenntnis der eigenen physischen und psychischen Bedingungen ist eine enorme Orientierungshilfe, mit der man sich selbst akzeptieren und durch entsprechendes Verhalten körperlich und geistig gesund erhalten kann. Beispielsweise kann man als Tripa- oder »Feuer-Typ« Bluthochdruck, Hauterkrankungen und Infarkte vermeiden, indem man seine Feuerkraft in kreative Bahnen umlenkt.
Im Anhang dieses Buches finden Sie einen ausführlichen **Test**, mit dem Sie feststellen können, welchem Menschentypus Sie angehören, physiologisch und psychologisch. Er wird Ihnen helfen, Ihr Leben so zu organisieren, dass Sie körperlich und seelisch gesund bleiben oder werden können.
Damit Sie bestimmte, in diesem Buch den jeweiligen Typen zugeordnete Beschreibungen und Behandlungsformen leichter finden, sind sie mit einer Vignette versehen:

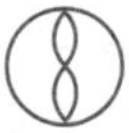
für den leichten, emotionalen Menschen, den Lung- oder Wind-Typ

für den kräftigen, durchsetzungsstarken Menschen, den Tripa- oder Feuer-Typ

für den großen, geerdeten Menschen, den Badkan- oder Schleim-Typ

Bei Mischtypen erhöht sich die Anzahl der Blütenblätter entsprechend. Zwei Beispiele:

Lung-Tripa-Typ

Lung-Badkan-Typ

Mikrokosmos und Makrokosmos – Individuum und Gesellschaft

Lässt sich eine buddhistisch geprägte Medizin auf die Bedürfnisse des Menschen in unserer hochtechnisierten Gesellschaft anwenden? Durchaus. Mein Ziel ist die Adaptation der Tibetischen Medizin an die heutige westliche Gesellschaft.

Tibet wird hierzulande oft missverstanden als ein kleines, weiches, friedfertiges Land, in dem buddhistische Mönche seit Jahrhunderten beten und das den Dalai Lama hervorgebracht hat. Mehr wissen die meisten Menschen im Westen nicht darüber. Aber im 8. Jahrhundert war dieses Land die vorherrschende Macht in Zentralasien und dehnte sich von Bengalen über Nepal, Kaschmir, Turkestan bis weit nach China aus. Der damalige Herrscher Thrisong Detsen entwickelte die Medizin weiter, indem er bedeutende Ärzte aus Indien, China und anderen Ländern zu einer Konferenz einlud. Es entstand das Grundwerk der Tibetischen Medizin, das *Tantra der geheimen Anweisung über die acht Zweige, Essenz des Nektars der Unsterblichkeit*, kurz *Vier Tantras* (tibetisch: *Gyüshi*) genannt.

Damals suchte man nach Wegen, die Gesellschaft bestmöglich zu lenken. Die Herrschaftsform war religiös legitimiert. Diese Denkweise wurde bildhaft auf eine biologische, funktionelle, körperliche Ebene übersetzt. Entsprechend bezieht sich die Tibetische Medizin nicht nur auf die körperlichen Aspekte eines einzelnen Menschen, sondern lässt sich auch auf ein – nicht gewalttätiges, sondern intellektuelles – Regierungssystem übertragen.

Unter dem V. Dalai Lama, Ngawang Lobsang Gyatso, begann man im 17. Jahrhundert, das Jahrhunderte alte Wissen über Tibetische Medizin im *Blauen Beryll* zusammenzufassen. Dabei ging es um Leitung ganz allgemein: im menschlichen Körper um Kanäle und Ausleitung; in der Gesellschaft um das Leiten von Menschen. Es ging um das Gleichgewicht innerhalb des Menschen und innerhalb einer Gesellschaft, um eine bessere Anpassung des Menschen an die umgebende Gesellschaft durch Kenntnis seiner individuellen Art.

Wer seine eigene Zusammensetzung hinsichtlich der Elemente (tibetisch: *Nyepas,* Sanskrit: *Doshas)* versteht, findet leichter seinen Platz in der Gesellschaft, ohne Hass, Neid oder Gier gegenüber anderen. Er handelt biologisch rationaler und verschwendet weniger Zeit und Energie auf materielle Dinge.

Natürlich möchten die meisten Menschen Chef sein und Macht ausüben. Aber nicht jeder hat die Fähigkeit dazu. Wenn die Menschen ihre eigene Situation innerhalb der Gesellschaft ohne Eifersucht und ohne Gier betrachten würden, könnten sie präziser und ökonomischer funktionieren. Die Tibetische Medizin zeigt uns dies am Beispiel unserer individuellen Gesundheit.

Traditionsabbruch und Erbe

Mit dem Einmarsch chinesischer Truppen und der Kulturrevolution in den 1950er Jahren brach diese einzigartige philosophische und medizinische Tradition ab: Fast alle Bibliotheken und Klosteruniversitäten wurden zerstört, die meisten Ärzte getötet.

Infolge der Flucht des Dalai Lama nach Dharamsala in Nordindien entwickelte sich dort allmählich ein Institut für Tibetische Medizin, das heute auch wieder Ärzte ausbildet.

Traditionell ist die Tibetische Medizin zudem in Burjatien beheimatet, am sibirischen Baikalsee. Dort wuchs ich auf und hatte das große Glück, bereits in meiner frühen Jugend in Ulan-Ude von Dr. Chimit Dorzhi Dugarov unterrichtet zu werden, einem erfahrenen Arzt der klassischen Tibetischen Medizin. Während seiner späteren Arbeit im Zentrum für traditionelle Medizin in Moskau wurde er Vorsitzender der Tibetischen Mediziner Russlands. Franz Reichle widmet meinem Lehrer in dem von ihm herausgegebenen Buch *Das Wissen vom Heilen* ein großes Kapitel, in dem er u. a. die Heilung eines fortgeschrittenen Leberkrebses darstellt. In dem gleichnamigen Film wird eine Nierenkrebsbehandlung durch Chimit Dorzhi Dugarov dargestellt. Meinem Lehrer verdanke ich zudem eine Vielzahl an Kräuterrezepturen nach alten Medizintexten.

Durch meine Biographie bin ich in beiden Kulturen verwurzelt, so dass ich ihre Unterschiede und Gemeinsamkeiten kenne und sehe, wie die westliche Zivilisation von der traditionellen Tibetischen Medizin lernen und profitieren kann.

So hat dieses Buch auch den Zweck, zu zeigen, dass eine adaptierte Tibetische Medizin in der heutigen Gesellschaft eine geistige Orientierung geben und damit den Menschen physisch und psychisch gesund erhalten bzw. gesund machen kann.

Diagnoseverfahren und Behandlungsprinzipien

Als Heilender der Tibetischen Medizin betrachte ich jeden Patienten individuell, ermittle, welche Energien in seinem Körper fehlen, und versuche, die Kommunikation von Seele und Körper wiederherzustellen.

Wie gehe ich vor? Der Besucher kommt, ich schaue ihn an und versuche, das äußere Bild zu erfassen und seinen Körper zu verstehen: Augen, Haut, Zunge, Haare, Gang und Körperhaltung. Ich beginne ein Gespräch mit dem Patienten und bekomme schließlich seine Erlaubnis, ihn anzufassen.

Dann ertaste ich seinen Puls. Die Pulsdiagnostik ist in der Tibetischen Medizin ein über Jahrtausende verfeinertes Verfahren, das hochdifferenzierte Informationen über die körperliche Beschaffenheit vermittelt. Die Dichte des Blutstroms gibt Auskunft über Verwirbelungen, Stau oder Rückstrom. Das wiederum gibt Auskunft über u.a. Verspannungen und Blockaden an verschiedenen Stellen. Der Blutstrom passiert alle Organe. Wenn diese gesund sind, entspricht er dem jeweiligen Menschentypus. Wenn ein Organ etwas dichter, verspannter, weniger durchlässig ist, spiegelt sich das im Puls wider. Zusätzlich befrage ich den Patienten. Das Gespräch bestätigt bzw. differenziert meine Diagnose.

Praxisbeispiel: Halbseitiger Kopfschmerz

Ein Arzt aus Süddeutschland hatte vier Monate lang Schmerzen in der rechten Kopfhälfte. Er nahm hochdosiertes Ibuprofen ein – ohne Erfolg. Sein Hausarzt diagnostizierte zunächst Migräne und – nachdem seine Verordnungen keine Besserung gebracht hatten – später eine Neuralgie der Halswirbelsäule. Aber auch die nun verordnete Neuraltherapie brachte keine Hilfe.

Eine beim Zahnarzt erstellte Panoramaaufnahme der Zähne war

ohne Befund, ebenso ein vom HNO-Arzt vorgenommener Ultraschall der Nebenhöhlen. Schließlich ergaben auch die orthopädische Untersuchung der Halswirbelsäule und ein MRT des Kopfes keine Befunde.
Die nächste Station war ein Neurologieprofessor, der eine »Hemicrania continua« attestierte: einen »halbseitigen Dauerkopfschmerz«. Diese Diagnose half meinem Patienten nicht unbedingt weiter; dass er dauernd Kopfschmerzen hatte, wusste er selbst. Sie quälten ihn ununterbrochen. Aber dass kein Facharzt erkannte, woher sie stammten, machte den Mann schier verrückt.
Auf Empfehlung kommt er zu mir. Wir fangen an zu arbeiten. Ich erkenne einen Tripa-Typ mit einer tieferliegenden, noch nicht akuten Situation (siehe den Abschnitt »Der kräftige, durchsetzungsstarke Typ: Tripa« in Kapitel 3). Sein Auge ist rot und tränt, er hat eine halbseitige Rhinitis: halbseitige Ohrenschmerzen, Schmerzen bis in den Schädel hinauf. Bei meiner Untersuchung erkenne ich, dass es sich um eine Entzündung handelt.
Unter dem Ohr befindet sich die Speicheldrüse (Parotis). Ich ertaste eine Spannung in der Drüse und vermute einen Rückstau, der Druck ausgeübt und zu Schmerzen geführt hat. Ich drainiere in proximale Richtung, d. h. zum Rumpf, bis hin zum Brustknochen. Gegen die Entzündung der Ohrspeicheldrüse benutze ich ätherisches Schafgarbenöl, das ich mit dem Massageöl vermische. Nach einer Stunde verabschieden wir uns. Um 12 Uhr nachts erhalte ich eine SMS: »Vielen Dank, Sie haben mich befreit. Zum ersten Mal seit Monaten habe ich keine Kopfschmerzen.«
Am nächsten Tag kommt der Mann noch einmal zu mir, wir analysieren gemeinsam, was geschehen ist, und kommen zur gleichen Diagnose: Ohrspeicheldrüsenentzündung aufgrund einer Verstopfung durch ein Steinchen, das in der Drüse entstanden ist. Diese Verstopfung hat einen Riesenstau bis hinauf in den Schädel verursacht und die höllischen Schmerzen ausgelöst.

Dieses Beispiel zeigt, wie effektiv die individuelle Behandlung des Patienten in der Tibetischen Medizin ist. Es ist eine »Be-Hand-lung« im wahrsten Sinne des Worte: Der erfahrene Therapeut erspürt und lokalisiert mit seinen Händen Verdichtungen. Meine Maßnahmen zur Entspannung und die Drainage führten zum Verschwinden des Steinchens.

Dieses Beispiel zeigt aber auch: Die Tibetische Medizin ist eine Kunst. Sie erlaubt mir, über die objektiven differenzialdiagnostischen Methoden hinaus auch subjektive, intuitive Untersuchungsmethoden einzusetzen. Die ethische Einstellung des Arztes, der seine Patienten mit Empathie und Liebe behandelt, gehört wesentlich zum Heilungsprozess dazu. Seine einfühlsame Zuwendung hilft dem Patienten, ihm zu vertrauen, und sie hilft dem Therapeuten, den Patienten zu verstehen.

Die von mir erfühlten Verdichtungen und Verspannungen sind vielleicht nicht objektivierbar. Und doch existieren sie, und ich erziele eine Wirkung, wenn ich an ihnen arbeite.

Eine mentale Blockade ist nicht nachweisbar. Der Schulmediziner betrachtet ein Gefäß und stellt fest, dass es nicht verschlossen ist. Es gibt keinen Thrombus, keine Verletzung, keine Entzündung. Es gibt kein wirkliches Problem. Die kausale Medizin kommt hier nicht weiter. Und doch existiert eine mentale Blockade, die langfristig die Versorgung eines Körperteils einschränkt (siehe den Abschnitt »Der Beginn einer mentalen Blockade« in Kapitel 6).

Therapiefelder

Prinzipiell besteht die Therapie der Tibetischen Medizin aus vier Richtungen:

- Ernährung
- Verhalten (Lebensweise, Disziplin)

- innere Anwendung durch Arzneien, Kräuter
- äußere Anwendung durch physikalische Therapien: manuelle Anwendungen und thermische Behandlungen.

Meine Spezialisierung liegt im Bereich der äußeren Anwendung und der Psychophysiologie, der Schnittstelle zwischen Körper und Geist, die ohneeinander nicht existent sind.
Ich behandle nicht in akuten Fällen. Dafür ist die westliche Akutmedizin zuständig, die mit schneller Symptombehandlung Leben rettet. Meine Behandlung setzt auf die Vorbeugung langfristiger Krankheitsentwicklung, auf eine Auflösung chronischer Störungen und auf eine Umkehr bereits bestehender Krankheiten durch Ursachenbeseitigung.
Während die westliche Schulmedizin eine bestimmte Behandlung dann als richtig ansieht, wenn diese möglichst vielen Menschen geholfen hat, geht die Tibetische Medizin typologisch differenzierter vor. Hier kann ein und dieselbe Diagnose je nach Typ zu völlig unterschiedlichen, ja konträren Behandlungen führen. Beispielhaft hierfür ist die Behandlung der Arthritis, wie sie im folgenden Kapitel dargestellt ist. Je nach Konstitutionstyp hat die Arthritis unterschiedliche Ausprägungen. Wenn Sie sich vorab über die Typologie informieren möchten, sollten Sie zunächst das Kapitel 3 »Die drei Konstitutionstypen« lesen.

Arthritis ist nicht gleich Arthritis – eine beispielhafte Darstellung

Täglich kommen Arthritis-Patienten zu mir, viele mit einer Überweisung vom Allgemeinarzt oder vom Orthopäden. Sie alle haben die gleichen Beschwerden, nämlich

Schmerzen in bestimmten Gelenken. Doch was auf den ersten Blick einfach wirken mag, verlangt Differenzierung. Ein Patient, der mit Gelenkschmerzen zu mir kommt, wird zunächst analysiert. Durch Ansehen, Ertasten, Befragen sowie durch Pulsdiagnostik ermittle ich, welchem Typ er zuneigt. Was sind seine körperlichen Eigenschaften? Welcher Art ist seine Arthritis? Erst wenn diese Faktoren geklärt sind, kann ich entscheiden, wie ich behandle und welche Empfehlungen ich meinem Patienten gebe.

Die »Lung-Arthritis«

Bei einem leichten Menschen des Wind-Typs weist die Arthritis harte, trockene und kühle Gelenkzustände auf, die auf Wind – »Gas« – im Knochen zurückzuführen sind und zu Brüchigkeit führen. Bei solchen Patienten, die in jungen Jahren mit Schmerzen kommen, weiß die Schulmedizin nichts von der langfristig zu erwartenden **Osteoporose**. Trotz entsprechender Differentialdiagnostik und Blutuntersuchungen lassen sich häufig keine Voraussagen über individuelle Entwicklungen treffen. Die Tibetische Medizin hingegen erkennt schon zu Beginn, in welche Richtung sie präventiv arbeiten kann, um die Osteoporose zu verhindern.

Der Lung-Typ hat häufig ausgeprägte Knochen, z. B. ein ausgeprägtes Grundgelenk des großen Zehs, oder Kniegelenke, die wuchtiger sind als der Unterschenkel. Durch die Gas-Eigenschaften sind die Muskeln und Sehnen hart wie Seile und häufig verkürzt. Während die Röhrenknochen eher porös sind, weisen die Gelenke eine hohe Dichte auf. Sie haben wenig Schmiere und liegen eng zusammen. Bei Bewegung ist mit einem Knacken zu rechnen.

Wenn wir über die »kalte Arthritis« sprechen, dann immer über ein fast versteiftes, sehr schwer bewegliches Gelenk,

ob in Schulter, Finger oder Knie. Solche Beschwerden entwickeln sich vor allem bei Menschen, die auch die Eigenschaft haben, sehr trocken und kalt, wie zusammengezogen zu sein, dünnhäutig und mit kalten Extremitäten – obwohl sich Entzündungszeichen wie Hyperämie, leichte Schwellung oder Schmerz zeigen. Eine solche Arthritis darf nicht mit Kälte behandelt werden. Kälte verschlimmert den Zustand.
Ist also die Arthritis durch Wind geprägt, d. h. durch Härte, Trockenheit und Kälte, so behandle ich mit den gegenteiligen Prinzipien: weich, feucht und warm. Die Ernährung sollte nahrhaft und aufbauend sein, nicht scharf, sondern fettreich, zur Polsterung etwa auch der Menisken. Der Speiseplan sollte viel Brühe und Mineralien zum Knochenaufbau enthalten, eher weniger Salate. Der Patient braucht vor allem Erholung, Wärme, Genuss und Entspannung.

Praxisbeispiel: Arthritis am Knie- und Sprunggelenk

Eine sympathische, dynamische Frau Anfang vierzig sucht mich eines Tages in meiner Praxis auf. Sie ist eine moderne Frau, in führender Position, ziemlich dünn. Sie kommt zu mir mit Beschwerden im Sprung- und Kniegelenk.
Bei der Anamnese erkenne ich, dass sie aufgrund ihrer Fehlernährung unter erheblichem Kraftverlust leidet. Neben ihren Sprung- und Kniegelenkbeschwerden identifiziere ich eine blockierte Brustwirbelsäule und einen Herzpuls, der Aufmerksamkeit erfordert. Unser Gespräch offenbart: Sie möchte nicht zunehmen, joggt zweimal täglich, leistet sich einen persönlichen Trainer, mit dem sie sich dreimal wöchentlich in einem Fitnessclub trifft. Zusätzlich hält sie eisern Diät, um ihre Figur zu halten, und ernährt sich vor allem von Salaten. Was, wie sie (noch) nicht weiß, überhaupt nicht zu ihrem Typus passt.

Sie hat keine Kinder, zurzeit auch keinen Partner. Sie unternimmt alles, um sozial aktiv und in ständigem Kontakt mit Menschen zu sein. Abends geht sie oft in Restaurants und Bars, um Beziehungen zu pflegen. Wenn sie mal keinen Termin hat und einen Abend allein zu Haus verbringt, fühlt sie sich unwohl und eher traurig; daher der Drang, ständig aktiv und unterwegs zu sein: bei der Arbeit, beim Sport, in diversen Gruppen, Bars oder Discos. Sie leidet an Schlafstörungen.
Vor kurzem habe sie sich den Fuß umgeknickt und verstaucht, und darüber hinaus schmerze seit einem Monat das Knie beim Gehen, berichtet sie. Sie habe schon zwei Orthopäden aufgesucht, ein MRT wurde gemacht, es gebe keinen eindeutigen Befund, weder Riss noch Bruch. Die Ärzte wüssten nicht, was es sei, und verschrieben ihr eine physikalische Therapie, die sie befolgt habe, aber ohne Ergebnis. Elektrotherapie half nicht, ebenso wenig kühlende Maßnahmen. Eine Empfehlung bringt sie zu mir ins Umahaus.
Was sehe ich? Ich sehe einen ausgepowerten Menschen. Ich untersuche ihren Puls, die Augen, die Zunge, beobachte ihre Sprechweise und den emotionalen Zustand. Beim Ertasten von Fuß und Knie spüre ich, dass ihr Hauptproblem nicht eine Verletzung der Gelenke ist, sondern ein allgemeiner Verlust ihrer Kräfte und der Elastizität der Gewebe. Nach eingehender Befragung, welche Therapien geholfen bzw. nicht geholfen haben, steht fest, dass es sich eindeutig um eine Wind-Situation handelt: einen Kraftverlust bei einem leichten, emotionalen Wind-Typus.
Wie gehe ich vor? Ich bearbeite nun manuell systematisch den Fuß und auch das Knie. Erwartungsgemäß knacken die Gelenke. Bei meinen Manipulationen geht es mir aber weniger darum, die beiden schmerzenden Körperteile zu behandeln, als vielmehr darum, einen Körperkontakt herzustellen. Denn ich fasse nur die linke Seite an, den linken Fuß und das linke Knie, um ihr Herz zu wärmen, um Kontakt und Vertrauen herzustellen. Ich versuche, die Frau emotional zu wärmen.

Es geht zunächst darum, ihr Vertrauen zu gewinnen. Denn ich will mit ihr über ihre Ernährung sprechen, darüber, dass Salate für sie nicht gut sind, dass sie mehr Fett braucht. Aber viele Frauen in der westlichen Welt schätzen ihr Dünnsein so sehr, dass es kaum möglich ist, ihren Standpunkt zu verändern. Aus einem falsch verstandenen Schlankheitsideal heraus versagen sie sich den Genuss einer deftigen Mahlzeit, zu der auch – gerade für einen Lung-Typ – ein guter alter Wein gehört.

Die Frau ist wegen schmerzender Fuß- und Kniegelenke zu mir gekommen, aber ich sehe diese Beschwerden in einem größeren Zusammenhang. Es ist meine Aufgabe, ihr die möglichen Folgen ihres Hungerns klarzumachen – nicht beim ersten Mal, aber später, wenn ich ihr Vertrauen gewonnen habe.

Ich werde irgendwann sagen: Sie brauche mehr Fett, auf den Hüften, im Gesicht. Ich werde ihr auch sagen, dass es nicht um dünn oder dick geht, sondern um Lebenskraft. Jeder Organismus braucht Polsterung. Ich spreche nicht darüber, dass die Frau auffällig eingefallene Augen hat, sondern sage, dass sie ihre Sehkraft verlieren kann, weil ihre Augäpfel wegen der fehlenden Fettpolsterung nicht richtig in den Höhlen sitzen. Ich spreche auch darüber, dass im Fett Hormone gebildet werden, dass der Körper die Übertragungsfähigkeit von Fett nutzt. Dass Gefäße ohne Fett brüchig und Zellen, Gewebe und Organe dadurch nicht mehr ernährt werden und zugrunde gehen. Ich spreche hier über Krankheit.

Natürlich ist diese Entwicklung extrem, aber sie kommt vor, insbesondere bei Frauen, deren Lebensregeln sich nicht an den eigenen Bedürfnissen, sondern an den Bildern von Lifestyle-Magazinen orientieren. Die gute Nachricht, die ich für sie habe, lautet: Sie muss nicht fürchten, mit nahrhafterer Nahrung dick zu werden, denn das geschieht bei Lung-Typen nicht.

Bei mehreren Behandlungen gewinne ich allmählich das Vertrauen der Frau. Massagen mit warmem Öl helfen ihr, sich zu lockern. Gerade alleinstehende Menschen mit wenig körperlichen

Kontakten gelangen so in einen entspannten Zustand und zu einer Lockerung von emotionalen Blockaden.
Beim dritten Termin hat sie keine Gelenkbeschwerden mehr. Ich spreche über ihre Ernährung und schlage vor, dass sie mit Salaten und scharfen, pikanten Speisen aufhören und vielleicht auch kein Sushi mehr essen sollte. »Versuchen Sie es doch mal mit wärmenden Speisen: einer deftigen deutschen Küche, einem Eintopf, Brühe, Kartoffelpüree.« Zunächst reagiert die Frau irritiert. »Was bedeutet denn das?« Ich versuche ihr vorsichtig klarzumachen, dass Salate für sie nicht geeignet sind und ihr nicht die Stoffe liefern, die sie braucht.
Wegen der guten Erfahrung, die sie bisher mit meiner Behandlung gemacht hat, ist sie bereit, meine Vorschläge anzunehmen. Zum Beispiel achtet sie bei ihrer Ernährung nun darauf, wärmende, nährende Lebensmittel zu sich zu nehmen. Nach dem Essen gönnt sie sich einen süßen Nachtisch. Und sie folgt sogar meiner Empfehlung, den an Bars konsumierten Alkohol weitgehend einzuschränken und dafür zum Essen ein Glas guten Rotwein zu trinken. Erstaunt stellt sie fest, dass eine weniger rigide Diät Spaß macht – das Essen schmeckt ihr neuerdings besser – und dass sie trotzdem nicht zunimmt. Schließlich berichtet sie, dass sie angefangen hat, abendliche Entspannungsbäder zu nehmen – und ich sehe, dass sie begriffen hat, worum es geht: um Wärme und Wohlbefinden.
Bei unserer abschließenden Besprechung gebe ich ihr eine Reihe von Tipps, wie sie sich noch weiter unterstützen kann: durch Aroma- und Farbtherapie, z. B. wärmende ätherische Öle im Bad. Wärme findet sie auf unterschiedlichen Ebenen: indem sie sich mit einem Glas Tee vor den Kamin setzt, auf warme Hände und Füße achtet, aber auch im übertragenen Sinn durch Farben. Statt der kühlen, sachlichen Blau-, Grau-, Schwarz- oder Metallic-Farben, die ihr Business-Outfit prägen, kann sie mehr auf warme Rot-, Orange- und Gelbtöne setzen, die wiederum die Aufmerksamkeit anderer Menschen auf sie ziehen.

Nach einigen Wochen erhalte ich zu meiner Freude eine Karte von den Malediven mit Grüßen aus einem idealen Genussurlaub, und ich weiß, dass hier mehr als nur schmerzende Fuß- und Kniegelenke geheilt wurden.

Im Überblick: Behandlung einer Lung-Arthritis

Ernährung: wärmende, fettreiche Nahrung
Knochenbrühe, alter, reifer Wein, Portwein, süße Nachspeisen (siehe auch Lung-Diät im Farbteil)
Verhalten: Verwöhnen, Zuneigung, Wärme, angenehme Gespräche, Liebe, entspannter Genuss (»Malediven«), warme Kleidung, Belastung vermeiden, keine Anstrengungen, keine sportlichen Leistungen, keine übermäßige Fitness, kein sportlicher Sex, sondern Zärtlichkeiten, gegenseitige Massagen, Spiele, die nichts mit Intensität zu tun haben
Äußere Methoden: Massagen mit viel wärmendem, dickem Öl (Sesam oder Mandel), Solebad, Fangopackungen
Pflanzliche Unterstützung: Aromatherapie mit wärmenden ätherischen Ölen wie Rosmarin, Muskatnuss, Nelke, Narde (Himalaya), eventuell Selleriewurzel, Vetiver, Baldrian (gleichzeitig wärmend und beruhigend) durch aufsteigende Dämpfe, Rose
Warme Kompressen mit Sesamöl als Trägeröl und den ätherischen Ölen von Zimt, Eukalyptus, Baldrian, Engelwurz, wilde Kamille, Kampfer und Rosmarin
Ein *Nerventonikum* mit den Inhaltsstoffen Asafoetida mit Bockshornsamen, Gewürznelken, Guajakholz, Muskatnuss, Myrobalanenfrüchten u.a. macht die Menschen emotional ausgeglichener. Die Schweizer Firma Padma vertreibt ein solches Nerventonikum.

Die »Tripa-Arthritis«

Die Feuer-Arthritis ist nicht kalt, sondern heiß und oft in Wirklichkeit eine Gicht. Gelenkflüssigkeit und Gelenkschmiere sind mit Galle, d. h. Kristallen, verschmutzt, wodurch die Kontaktoberfläche irritiert wird. Es kommt zu Schmerzen und entzündlichen Prozessen. Mögliche Kennzeichen des Feuer-Typs sind erhöhter Blutdruck, Sodbrennen, gerötete Haut, übelriechender Schweiß, eine gelbliche Zunge, gelblich gefärbte Zähne und ein empfindliches Zahnfleisch.
Die Therapie besteht in diesem Fall darin, viel zu trinken, saure Lebensmittel und sauer-scharfe Geschmacksrichtungen zu meiden, viel zu schwitzen (da Galle über Schweiß ausgeschieden wird), Leber und Gallenblase zu säubern und das betroffene Gelenk eher kalt zu stellen, d. h. einen Aderlass (oder eine Schröpfung) durchzuführen, um das tiefere Gewebe zu durchbluten. Auch sollte das Gelenk (nichtoperativ) gesäubert und entlastet werden.

Praxisbeispiel: Knie-Arthritis

Vor mir erscheint ein Patient, fünfundfünfzig Jahre, mit gerötetem Gesicht, rundem Bauch, kräftigem Auftreten und sicherem Schritt. Doch jetzt humpelt er. Seine Kniebeschwerden führen ihn zu mir. Er kann zwar problemlos stehen, aber nicht gehen und sich bewegen. Beim Abwärtsgehen schmerzt das Gelenk weniger als beim Treppensteigen. Er kann das Gelenk nicht durchdrücken. Bei feucht-kaltem Wetter hat er weniger Schmerzen. Am schlimmsten ist es bei warmen Temperaturen und wenn er lange läuft. Wenn er Alkohol trinkt, wird es leichter.
Ihm wurde von einem Orthopäden Stoßwellentherapie angeboten, aber die Beschwerden wurden eher schlimmer, ebenso bei der anschließenden Elektrotherapie. Auch Fangopackungen

haben die Sache verschlimmert: Alle Wärmemaßnahmen erwiesen sich als erfolglos und belastend.
Er schwitzt schnell und stark, mag Alkohol und Essen, Alkohol noch mehr als Essen. Seine Lieblingsgerichte sind Schweinesteaks, saure Gurken, eingelegte Sachen, Pilze, Tomaten, also alles, was zu noch mehr Kalkablagerungen führt.
Seine Hautoberfläche ist heiß, die Nase lila. Er hat manchmal Druckkopfschmerzen, doch beobachtet er seinen Blutdruck nicht. Er denkt, es sei alles in Ordnung, erst abends, wenn die Wirkung des Alkohols nachlässt, bekommt er neue Kopfschmerzen.
Als Erstes entlaste ich das Knie durch Schröpfen. Danach bitte ich den bei uns praktizierenden Heilpraktiker, Blutegel anzubringen, was noch stärker wirkt als das Schröpfen und das Blutablassen unterstützt. Das Gelenk wird weiter entlastet, indem wir die Durchblutung und Wasserversorgung unterstützen. Außerdem setze ich einen speziellen Reisig ein, bestehend aus hundert dünnen Eisenstäben, mit dem ich vorsichtig die überhitzten Gelenke beklopfe. Dieses diffuse Klopfen ist eine jahrhundertealte Methode, um die Durchblutung und die Bildung von neuem Blut im Knochen anzuregen.
Kühlende Maßnahmen sind in diesem Fall wichtig. Ich empfehle für zu Hause kühlende Wickel, eventuell auch Eisbeutel. Der Mann soll das Knie entlasten, seine Ernährung umstellen und auf Alkohol verzichten. Nun ja.
Immerhin ist nach einigen Sitzungen das Knie, Anlass für die Behandlungen, schmerzfrei. Aber mir scheint etwas ganz anderes viel wichtiger zu sein: Das Hauptproblem dieses Mannes ist sein Alkoholismus. Auch wenn er sich – teilweise unter dem Druck seiner Tochter, die einen großen Einfluss auf ihn hat – bemüht, seinen Alkoholkonsum einzuschränken, gelingt es ihm doch nicht, mit dem Trinken aufzuhören.
Ich mache ihm klar, dass ihn seine Lebensweise unweigerlich in den Schlaganfall führen wird. Wenigstens sollte er Padma 28 einnehmen, eine tibetische Pflanzenmischung, die die Gefäße

elastischer macht, die galligen entzündlichen Prozesse reduziert und die gefährlichen oxidativen Wirkungen hohen Alkoholkonsums in gewissem Rahmen neutralisieren kann. So kann ich dazu beitragen, schlimmere Folgen zu verhindern (siehe den Abschnitt »Innere Anwendungen« in Kapitel 8).

Im Überblick: Behandlung einer Tripa-Arthritis

Ernährung: entzündungshemmende, cholesterinfreie, basische Lebensmittel wie Zwiebel und Knoblauch, Gemüse, Wurzeln, Getreide; nichts Geräuchertes, keine Schärfe, nichts Saures (saure Gurken), wenig Fett (siehe Tripa-Diät im Farbteil); Leberentlastung durch Verzicht auf Alkohol! (Wenn Alkohol, dann dazu viel essen, besonders Brot.)
Verhalten: Belastungsreduktion, vorsichtige Bewegung, z. B. Schwimmen; Schwitzen, allerdings nicht durch heiße Anwendungen wie trockene Sauna, die bei diesem Typ die Brüchigkeit der Gefäße nur verstärken, den Blutdruck erhöhen und einen Herzinfarkt heraufbeschwören würde, sondern durch feuchte Wärmemaßnahmen wie im Hamam, am besten mit Menthol. Der Körper wird dabei nicht überhitzt und gleichzeitig feucht gehalten. Schweiß als Exkrement befördert viel Galle aus dem Körper. Der Schweiß des Tripa-Menschen riecht stark wegen der Gallenablagerungen.
Kräuter: ätherische Öle mit kühlender Eigenschaft: Schafgarbe, Menthol, Minze (im Einzelfall: Pfeffer, um eine Gegenreaktion auszulösen)
Kühlende und erfrischende Kompressen und flüssige Salben mit Kokosöl (als Basisöl) und den ätherischen Ölen von Calendula, Kamille, Melisse, Kurkuma, Benzoe und Sandelholz

Die »Badkan-Arthritis«

Bei der Badkan-Arthritis stellt sich die Krankheit noch einmal ganz anders dar: Hier ist primär der »Schleim«, d. h. kalte flüssige Energie, für die Erkrankung verantwortlich. Das Gelenk ist reliefarm, geschwollen und hat wenig Farbe. Durch zu viel Körperflüssigkeit wird das Bindegewebe aufgeweicht. Die Schmerzen kommen von einer übermäßigen Mobilität des Gelenks, das an Stabilität verloren hat und wackelig geworden ist. Ein instabiles Gelenk aber wird reibungsanfälliger. Gelenkstrukturen, Menisken, der Bandapparat können reißen.

Der Badkan-Typ wird durch eher große, dicke, träge Menschen repräsentiert. Die Behandlung besteht in einem Verzicht auf Lebensmittel mit süßem Geschmack zwecks Gewichtsreduktion, mehr Bewegung ohne Belastung des betroffenen Gelenks, der Verabreichung von schleimreduzierenden Kräutern mit austrocknender Wirkung sowie Wärme, Schwitzen und der Stabilisierung der Gelenkkapseln durch Akupunktur, Vibrationsbehandlung und manuelle Therapie. Einzig Honig ist als Süßungsmittel zugelassen: Zur Straffung der Körperstruktur ist Honigwasser eine sehr effektive Methode.

Wegen der verflüssigenden Tendenz sind beim Badkan-Typ besonders auch die Bandscheiben gefährdet, die schnell weicher und flacher werden, weniger Halt geben und schließlich herausrutschen.

Praxisbeispiel: Knie- und Fußbeschwerden

Ein achtzehnjähriger junger Mann kommt mit Fuß- und Kniebeschwerden in meine Praxis. Eigentlich bringt ihn seine Mutter zu mir, er selbst wirkt eher desinteressiert. Der junge Mann kann nur noch unter Schmerzen laufen. Die Mutter sagt, dass ihm seit seiner Kindheit beim Laufen der Fuß ständig umknickt. Meine

Befragung ergibt, dass er früher danach Hämatome hatte, nun schon lange nicht mehr.
Der junge Mann ist übergewichtig, träge, wirkt auf den ersten Blick langweilig, faul und etwas dümmlich. Auf den zweiten Blick erkenne ich, dass er sich gut ausdrücken und über sich sprechen kann, wenn auch eher widerwillig. Die Mutter erklärt, er möge Süßigkeiten, von denen es immer reichlich im Haus gebe. Sie seien offene Menschen, nicht gierig, äßen halt gern. Auch Mutter und Vater sind übergewichtig. Der Sohn ernähre sich am liebsten von Grießbrei, Keksen mit Milch, Spaghetti Carbonara mit viel Sahne und gern auch bei McDonald's. Wenn er am Computer sitze, was seine Lieblingsbeschäftigung sei, verleihe ihm Cola den nötigen Kick – das klassische Fastfood-Spektrum mit zu viel Zucker, Milch und Fett.
Die Betrachtung des Fußes ergibt: Dieses Fußgelenk verletzt sich nicht mehr, es *ist* chronisch verletzt, ausgelaugt, nicht mehr stabil. Beim Umknicken entstehen kaum noch Hämatome, da das Bindegewebe und die Muskulatur nicht mehr reißen oder überdehnen. Gleichwohl tut es jedes Mal etwas weh, wenn der Fuß umknickt.
Im Vergleich zum Fußgelenk ist das Kniegelenk richtig schmerzhaft. Wenn ich auf die inneren und äußeren Bänder und die Menisken drücke, reagiert der Körper mit sofortigem scharfem Schmerz. Das Knie ist hyperbeweglich in verschiedene Richtungen, wie ausgeleiert. Das Bein hat kein Relief, das Kniegelenk lässt sich nicht erkennen. Unterschenkel, Knie und Oberschenkel gehen konturlos ineinander über. Natürlich hat der junge Mann eine Bauchfalte. Beim Gespräch fällt häufiges Husten auf.
Das Abtasten des Knies verläuft erwartungsgemäß: Weder am Fuß noch am Knie knackt es, als ich sie bewege. Bei diesem Patienten könnte man die Gelenke doppelt verdrehen, ohne dass das leiseste Geräusch zu hören wäre.
Wie diesem jungen Mann zu helfen ist, liegt auf der Hand:

Er müsste sein Leben grundsätzlich ändern, sich mehr bewegen, weniger und anders essen. Doch genau das ist das Problem. Seine Lebensqualität besteht in Essen, Sitzen, Nichtstun. Da versteht er keinen Spaß, diese Lebenseinstellung ist tief in ihm verwurzelt: Er muss sitzen, in den Computer starren. Bewegung findet bei ihm im Kopf statt. Beweglich ist er in der Phantasie, im Kino, bei Computerspielen. Was er dabei physisch als Einziges bewegt, sind seine Finger. Hände und Finger sind beweglich und flott und haben keine arthritischen Probleme.
Die richtige Behandlung wäre maximale Bewegung, Wärme und weniger essen. Das ist für ihn schmerzhaft, denn seine Erfahrung mit Ärzten, Eltern, Gleichaltrigen ist, dass sie ihn beleidigt oder mit ihm geschimpft haben: »Du sollst weniger fressen.« Das kann er nicht mehr hören. Deswegen wollte er auch nicht zu mir kommen, nicht nur wegen seiner Trägheit, sondern auch aus Angst vor genau dieser Reaktion.
Und ja, am liebsten würde ich ihm sagen: »Zwei Monate lang Mund zukleben und Sport machen.« Aber das gestatte ich mir nicht, denn damit würde ich seinen Rückzug in sich selbst nur verstärken. Stattdessen empfehle ich ihm pflanzliche Tabletten, von denen er eine oder zwei am Tag einnehmen soll. Ich erhöhe den Wert dieser Tabletten: »Das ist genau das, was du jetzt brauchst. In drei Wochen sprechen wir uns wieder.«
Der junge Mann denkt: Das ist der erste Mensch, der mich nicht zum Sport geschickt und nichts über mein Gewicht gesagt hat. Allerdings lasse ich, auch wenn ich es nicht ausdrücklich angesprochen habe, durchaus anklingen, dass ich sein Problem erfasst habe. Es ist wichtig, dass mein Patient mich ernst nimmt.
Beim nächsten Termin behandle ich ihn mit einer Moxibustion am Fuß (zur Erklärung dieser Methode siehe den Abschnitt »Äußere Anwendungen« in Kapitel 8) und verschweiße die ausgeleierten Sehnen. Dabei stelle ich auf die Sehne am Knie- und Fußgelenk jeweils ein Moxa. Durch die punktuelle Wärme werden die Sehnen verkürzt, Flüssigkeit entfernt und Eiweiß zusammenge-

zogen und stabiler. Zum Abschied empfehle ich ihm, Wasser mit Honig zu trinken und Nutella durch Honig zu ersetzen.
Als er nach zwei Wochen wiederkommt, frage ich ihn, ob er sich auf die Waage gestellt hat. Hat er nicht. Ich garantiere ihm, dass er zwei, drei Kilo verloren hat. Durch meine Behandlung, das Medikament und den Honig wurde dem Körper Wasser entzogen – wenn auch noch nicht Schleim und Fett. Tatsächlich hat er bereits vier Kilo abgenommen.
Jetzt ist der Zeitpunkt gekommen, um eine Abmachung zu treffen: Machen wir weiter? Dann müssen bestimmte Bedingungen erfüllt werden: Die Mama ist nicht mehr dabei. Er selbst ist der Entscheidungsträger und muss sich auf mindestens sechs weitere Monate einstellen. Und ich erkläre ihm anhand einer Metapher, wie schwierig seine Situation ist. Male ihm aus, wie eine Schlammlawine einen Berg hinunterwandert und ein Haus verwüstet, wie mühsam es ist, es freizuschaufeln, die Wände auszutrocknen, Schimmel zu beseitigen. Das dauert lange. Ebenso lange, wie seine Beine brauchen, um von Wasser, Schleim und Fett befreit zu werden.
Ich empfehle ihm, ätherisches Nardenöl einer Duftlampe in seinem Schlafzimmer zu benutzen. Ich zeige ihm, welche Nahrungsmittel er braucht: Gemüse, wenig Zucker, Gedämpftes, Pikantes und Scharfes, Nahrungsmittel, die die Verdauung, die Nieren und die Galle anregen. Er soll nicht Cola, sondern Wasser trinken – aber nicht viel! Er besteht ja schon aus Wasser. Der Mann muss ausgetrocknet werden.
In Gesprächen nähern wir uns seiner verkappten Wut auf die Mutter, was ihn zusätzlich »auf Trab« bringt. Das Feuer-Element muss auch auf dieser Ebene aktiviert werden. Der Mensch muss motiviert werden und dafür Wind- und Feuer-Elemente zugeführt bekommen. Er muss schneller werden, auch geistig. Zur Motivation gegen Apathie und Trägheit kann man seine Wut nutzen. Es gilt, in dem Menschen die Wut freizulegen und zur Motivation zu nutzen, um ihn zur Explosion zu bringen. Dicke Menschen sind

häufig unterschwellig wütend, verbergen ihre Wut unter einer dicken Schale. Man muss sie an ihre Wut heranführen.
In der nun begonnenen Entwicklung dieses Patienten kommt ein weiterer Aspekt der Tibetischen Medizin zum Tragen. Entsprechend der Zuordnung der Energietypen zum Lebensalter ist es für den jungen Mann auch aus einem anderen Grund wichtig, seinen Badkan-Zustand zu verlassen: Es wird Zeit für ihn, erwachsen zu werden und in den Zustand von Tripa zu wechseln (siehe Kapitel »Die drei Konstitutionstypen«).
Nach acht Monaten endet die Therapie dieses Patienten. Er hat 24 Kilo Gewicht verloren, ist von zu Hause ausgezogen und hat ein Mädchen kennengelernt, mit dem er sich trifft. Er hat gelernt, dass er Genuss nicht nur durch Essen empfinden kann.
Was mit arthritischen Fuß- und Kniebeschwerden begann, endet fast ein Jahr später mit einem gelungenen Start ins Erwachsenenleben.

Im Überblick: Behandlung einer Badkan-Arthritis

Ernährung: austrocknen: wenig trinken (Wasser, Honigwasser); scharfe und pikante Speisen, Niere und Galle anregen (siehe Badkan-Diät im Farbteil); Honig; Gemüse, Gedämpftes
Verhalten: Maximale Bewegung. Nichts bzw. wenig essen. Unterdrückte Wut bewusst machen und dadurch den Menschen aktivieren. Lebenslust wecken. Genuss jenseits vom Essen wecken.
Äußere Methoden: Wärme aller Art, Moxibustion, bei der punktuell durch Wärme Wasser und Fett aus dem Körper entfernt werden; heiße Wannenbäder; trockene Sauna; Lymphdrainage; Duftkette tragen (siehe Kapitel »Äußere Anwendungen«); Massagen mit wenig Senföl, aber mit Tsampa (siehe den Abschnitt »Äußere Anwendungen« in Kapitel 8); Massageöl, Bäder und Kompressen unter Zusatz

von ätherischen Ölen aus Rosmarin, Wacholder, Basilikum, gewöhnlichem Wermut, Apfelsinen, Kalmus, Kampfer und Zypressen
Pflanzliche Unterstützung: Lebertonikum, um Gallenverhältnisse zu stärken. Aromatherapie, heiße Öle zur Einatmung: Salbei, Narde, Tagetes patula. Immortelle (Helichrysum angustifolium / orientale) reduziert alle übermäßigen Energiezustände.
Kühlende Kompressen mit Senföl (als Trägeröl) und ätherischen Ölen von Rosmarin, Wacholder, Basilikum, Beifuß, Zitrus, Zimt, Kampfer, Thuja

Typübergreifende und typbezogene Krankheiten

Arthritis ist also keineswegs gleich Arthritis. Die Gelenkschmerzen haben unterschiedliche Ursachen und bedürfen unterschiedlicher und individuell auf den Menschen abgestimmter Antworten. Der Vorteil dieses Therapieansatzes besteht nicht zuletzt darin, dass man bereits in sehr frühen Stadien die Herkunft von Schmerzen erkennen und präventiv behandeln kann, so dass die Arthritis sich gar nicht erst entwickelt.
Die Arthritis wurde hier in aller Ausführlichkeit dargestellt, da es sich dabei um eine Krankheit handelt, die bei den drei Konstitutionstypen gleichermaßen vorkommt.
Andere Krankheiten können typenbezogen sein. Eine Depression trifft eher einen Lung-Typ, eine Gallenkolik findet man eher bei einem Tripa-Patienten. Deshalb werden in diesem Buch andere Krankheiten jeweils mit einem exemplarischen Schwerpunkt dargestellt.

2 Was ist Gesundheit?

Über Physiologie und Pathophysiologie des Menschen gibt der *Gyüshi* Auskunft. Dieses Standardwerk der Tibetischen Medizin ist in die *Vier Tantras* unterteilt und besteht aus einhundertsechsundfünfzig Kapiteln mit fünftausendneunhundert Versen. Insgesamt eintausendsechshundertsechzehn Krankheiten, ihre Ursachen, Symptome und Behandlungen sind in diesem Werk beschrieben. Im 17. Jahrhundert gab der große fünfte Dalai Lama Ngawang Losang Gyatso die *Vier Tantras* neu heraus, verfasste einen umfassenden Kommentar mit dem Titel *Blauer Beryll* und ließ neunundsiebzig Rollbilder (»Thangkas«) mit medizinischem Inhalt erstellen, die die *Vier Tantras* in zahlreichen kleinen Abbildungen illustrieren.

Über den Unterschied zwischen einem gesunden und einem kranken Menschen informiert uns das erste, das »Wurzel-Tantra«. Das Bild eines allegorischen Baumes mit zwei Stämmen stellt den Menschen im gesunden und im kranken Zustand dar. Der linke Stamm repräsentiert einen geistig und körperlich gesunden Menschen. Er weist drei Zweige, fünfundzwanzig Blätter, zwei Blüten und drei Früchte auf, die verschiedene Aspekte des gesunden Menschen darstellen: seine elementare Zusammensetzung, die verschiedenen Gewebearten, das Blut und die Ausscheidungen. Die Früchte stellen dar, was ein Mensch im Leben erreichen kann, und weisen über die körperlichen Aspekte hinaus.

Wie lässt sich diese künstlerische Darstellung aus alten Zeiten auf das moderne heutige Leben anwenden?

Die jahrhundertelange Beobachtung des Menschen, seiner unterschiedlichen Typologien, Verhaltens- und Reaktionsweisen hat zu universellen Ergebnissen geführt. Tagtäglich erlebe ich in meiner Praxis, wie gut sich die Tibetische Medizin heute in der modernen Welt bewährt. Das Grundgerüst hierzu liefert die Typologisierung des Menschen entsprechend der Zusammensetzung der Elemente.

Der Mensch als »Kraftwerk«

Aus den fünf Elementen Erde, Wasser, Feuer, Luft und Raum setzt sich der gesamte Kosmos zusammen. Es handelt sich dabei weniger um physisch-materielle Elemente als vielmehr um Energien, die sich gegenseitig beeinflussen und in einem ständigen Wechselverhältnis zueinander stehen. Sie sind, in unterschiedlicher Zusammensetzung, in allen Erscheinungen enthalten.

Auch der Mensch besteht aus ihnen. Entsprechend den Anteilen der jeweiligen Elemente ergeben sich für ihn drei Grundenergien oder Energieprinzipien, die seine Konstitution bestimmen: Lung (Wind, ayurvedisch: Vata), Tripa (Galle, Feuer, ayurvedisch: Pitta) und Badkan (Wasser und Erde = Schlamm, »Schleim«, ayurvedisch: Kapha).

Jeder Mensch hat seine ganz eigene individuelle Mischung dieser Energien, die auch »Körpersäfte« genannt werden. Die in ihm vorherrschende Energieform bestimmt seinen Typus. Sie prägt seine Eigenschaften, seine Bestimmung und auch seine Gefährdungen.

Menschen sind wie Kraftwerke: Sie laufen je nach Energietypus mit unterschiedlichen Brennstoffen und beziehen ihre Kraft aus Wind-, Sonnen- oder Wasserenergie. Der Lung-Typ funktioniert stark über die gasverarbeitenden Organe wie Lunge und Dickdarm. Der Tripa-Typ bezieht

seine Hauptenergie aus der Leber. Beim Badkan-Typ sind vor allem die wasserbezogenen Organe zu betrachten: Nieren, Darm, Gefäße, Rückenmark und das Gehirn (Liquor).
Wenn man den Typ erkennt, kann man den Menschen entsprechend interpretieren und behandeln.

Ein Gleichgewicht der Kräfte

Solange die drei Grundenergien in einer ausgeglichenen, harmonischen Beziehung zueinander stehen, ist der Mensch gesund. Erst wenn eine Energie übermächtig wird und dauerhaft ein Ungleichgewicht entsteht, wird er krank. Jeder Typ ist durch ein Zuviel seiner Grundenergie gefährdet. Nimmt diese Grundenergie überhand, dann wird sie zu seinem »Gift«, weshalb man die drei Energien auch die drei »Geistesgifte« nennt. Beispielsweise wird ein Tripa-Typ mit großer Wahrscheinlichkeit Schwierigkeiten mit seiner Galle bekommen, wenn »Feuer« übermächtig in ihm wird.
Gesundheit ist also definiert durch ein Gleichgewicht der Körpersäfte. Hinzu kommt aber eine zweite Bedingung: Diese Säfte müssen sich frei im Körper bewegen können. Unausgewogene Substanzen im Körper führen zu Ablagerungen. Mechanische, physische und auch mentale Blockaden verstopfen die Kanäle, und die Energieflüsse geraten ins Stocken. Mentale Blockaden rufen entsprechend muskuläre Verspannungen hervor. Krankheit entsteht, wenn die Säfte in einem falschen Verhältnis vermischt und zudem die Kanäle nicht frei sind. Oder andersherum: Gesund sind wir, wenn gleich ausgewogene Substanzen sich in freien Kanälen bewegen.

3 Die drei Konstitutionstypen

Der leichte, emotionale Typ: Lung (Wind)

»Wind« ist für die Tibeter eine Bezeichnung für Gas, mit expandierenden und kalten Eigenschaften. Als Energiesystem ist er für jegliche Bewegung im Körper verantwortlich: öffnen und verschließen, verkürzen und verlängern, Transport, Pulsschlag, Atmung, Peristaltik, Pupillenbewegung, muskuläre Bewegung und Herzschlag. Jegliche Bewegung im Organismus geschieht durch Wind. Lung ist eng mit dem vegetativen Nervensystem und der Psyche verbunden, mit den mentalen Prozessen ebenso wie mit den Meridianen, dem Kapillarsystem und den »Winden« im Darm.

Die Lung-Energie sitzt im unteren Bauch. Sie beeinflusst die beiden anderen Energien Tripa (Feuer) und Badkan (Schleim), indem sie sie in Balance hält. Eine Lung-Störung beeinträchtigt den Körper am stärksten.

Während Tripa und Badkan einen materiellen Charakter haben, ist Lung geistig, nicht fassbar und gibt ständige Impulse. Lung ist die dominante Energie im Körper. Störungen gehen öfter von Lung aus als von den beiden anderen Säften, dafür sind sie in der Regel leichter zu behandeln.

Der Lung-Typ neigt zu starker körperlicher wie geistiger Aktivität, auch Hyperaktivität. Er ist flink in seinen Bewegungen, Reaktionen und Entscheidungen, die er leicht wieder ändern kann. Sprunghaftigkeit und Stimmungsschwankungen kennzeichnen ihn ebenso wie Kreativität und Unternehmungslust. Körperlich ist er eher schlank, und schmalhüftig, oft mit ausgeprägten Extremitäten, mit trockener Haut und dünnem Haar.

Der Lung-Typ ist ein sehr beweglicher Mensch: kalt, trocken, unruhig, aber nicht so intensiv und impulsiv wie der Tripa-Typ. »Windunruhe« ist wie ein Wesen aus einem Trickfilm, das wieselflink um ein Alphatier rotiert: »Wann kommen wir an? Wann sind wir da? Wann machen wir dies und das …?« Es handelt sich um einen Menschen, der sich ständig bewegt und nicht zur Ruhe kommt, obwohl er doch gar nicht die Kraft hat, alles zu stemmen, was er da anstößt. Er besitzt jedoch die Kraft, sich darzustellen. Viele Schauspieler sind Wind-Typen. Sie können auf Wunsch in die unterschiedlichsten Charaktere schlüpfen. Aber sie können nicht lange in einem Charakter bleiben. Sie können nicht – wie Feuer – so viel Hitze aufbringen, dass Metall schmilzt. Sie können nicht – wie Wasser – beständig einen Felsen aushöhlen. Bei ihnen kann der Wind auf Tornadostärke anwachsen, aber nur für einen Tag. Sie können eine enorme Kraft aufbringen, jedoch nur für kurze Zeit.
Diese Typen neigen zu Austrocknung, Ermüdung, Kälte, bläulicher Haut. Ein Mensch mit viel Wind wird kühler. Er kann nicht nur nicht Fieber haben, sondern sogar Temperatur verlieren. Menschen mit einer Lung-Erkrankung weisen manchmal 35 oder sogar nur 34 Grad Körpertemperatur auf.
Lung-Typen sind prädestiniert für Abhängigkeiten: von der Arbeit, vom Spiel, von anderen Menschen, von Sex. Einerseits sind Wind-Krankheiten relativ leicht zu behandeln, andererseits greifen sie manchmal so tief in die Psyche ein, dass sie schwer zu entwirren und festgefahrene Lebensgewohnheiten kaum aufzubrechen sind.
Lung ist durch das Element Luft und Raum geprägt. Bei einem Übermaß an Lung gilt es, einen Ausgleich mit den entgegengesetzten Elementen Feuer und Erde zu schaffen. Bei der Behandlung müssen wir diesen Patienten Lebensqualität schenken, sie erden und wärmen. Am besten

nimmt man sie aus ihrer alltäglichen Umgebung und schickt sie »in die Karibik«, um sie dort zu verwöhnen, zu pflegen und aufzuwärmen.
Die Tibeter sehen als geistige Ursache für Lung die Gier, z. B. Neugier wie bei Füchsen, Raben und Geiern.
Lung entspricht der Lebensphase des Alters.

Der kräftige, durchsetzungsstarke Typ: Tripa (Feuer)

In der Tibetischen Medizin bedeutet Tripa Galle, womit nicht nur der Gallensaft, sondern ganz allgemein die »Verdauungsenergie« gemeint ist. Tripa wird durch das Element Feuer geprägt, ist heiß und trocken, regelt die Verbrennungsvorgänge im Körper, also den Abbau, den Stoffwechsel und die Verdauung.
Tripa befindet sich in der mittleren Körperregion – in Leber, Milz und Gallenblase. Mit »Galle« ist nicht nur Gallensaft, sondern auch Lebensenergie gemeint. Sie erlaubt uns, über die Augen Farbe und Formen wahrzunehmen. Galle ist verantwortlich für die Hautfarbe und den Geruch eines Menschen. Galle bildet Kristalle, die sich in Gefäßen ablagern und Probleme verursachen können.
Der Tripa-Mensch ist von mittlerer Statur, temperamentvoll, impulsiv, mutig und durchsetzungsstark. Er hat einen »feurigen« Charakter und Führungsqualitäten. Bei einem harmonischen Verhältnis der Säfte ist er von gesundem Selbstbewusstsein und kann auch anderen Menschen von seiner wohltuenden Wärme abgeben.
Ein Abfall des Feuerelements hat einen Energieverlust zur Folge. Ein Übermaß macht den Tripa-Menschen wütend, selbstsüchtig, besserwisserisch und aggressiv. Der Feuer-Typ neigt dann zu Bluthochdruck und entwickelt Spannungszustände im Körper, die sich besonders im Kopf, am

Herz und im Gefäßsystem bemerkbar machen. Das Feuerelement trocknet die Gefäße aus, sie werden brüchig, und irgendwann kommt es zum Herzinfarkt oder zum Schlaganfall und zu vielen anderen Austrocknungsfolgen.
Der Tripa-Typ ist suchtgefährdet, insbesondere durch Alkohol.
Die Tibetische Medizin sieht Zorn und Hass als geistige Ursache für Tripa. Die Geistesgifte Aggression, Hass und Zorn werden durch die Schlange repräsentiert.
Ein Übermaß an feurigem Tripa wird durch die kühlenden Elemente Wasser und Erde ausgeglichen. Bei der Behandlung muss der Tripa-Patient »abgekühlt« und entspannt werden.
Tripa ist der mittleren Lebensphase zugeordnet.

Der große, geerdete Typ: Badkan (Schleim)

Badkan bedeutet Schlamm oder Schleim, der sich aus Erde und Wasser zusammensetzt, mit klebrigen, zusammenhaltenden, vermischenden Eigenschaften. Wie der Wind ist auch Schleim kalt. Schleim ist dabei nicht mit konkreten Körperflüssigkeiten identisch, sondern in einem umfassenderen Sinn als die Grundlage aller wässrigen Bestandteile des Körpers zu sehen. Badkan reguliert alles Wässrige im Körper: Sekrete, Lymphe, Gelenkschmiere usw. Es ist verantwortlich für die Elastizität der Gewebe, für die Durchfeuchtung der Organe und Schleimhäute. Das für diesen Typus wesentliche Organ ist die Niere.
Der Badkan-Typ ist groß, hat eine abgerundete Körperform und einen runden Kopf. Er ist stabil, zuverlässig, belastbar, arbeitsam, ausdauernd, liebt seine Ruhe und Bequemlichkeit und schläft gern.
Bei einem Übermaß an Badkan wird der Mensch träge, lethargisch und schwer(fällig). Zu viel Flüssigkeit sickert

nach unten und belastet das Gewebe, so dass es z. B. zu chronisch verstopften Nebenhöhlen, verschleimten Bronchien und Wasseransammlungen, vor allem in den Beinen, kommt. Wo zu viel Schleim keinen Ausgang findet, können Infektionen leichter ausbrechen und Entzündungen hervorrufen.

Die Tibetische Medizin sieht als geistige Ursache für Badkan Trägheit, Unwissenheit und Verblendung. Badkan ist durch die Elemente Wasser und Erde geprägt. Ein Übermaß wird durch die Elemente Feuer und Wind ausgeglichen. Diese Patienten werden mit Hitze behandelt und dem Ziel, sie »auszutrocknen«.

Badkan ist dem Lebensalter der Kindheit zugeordnet.

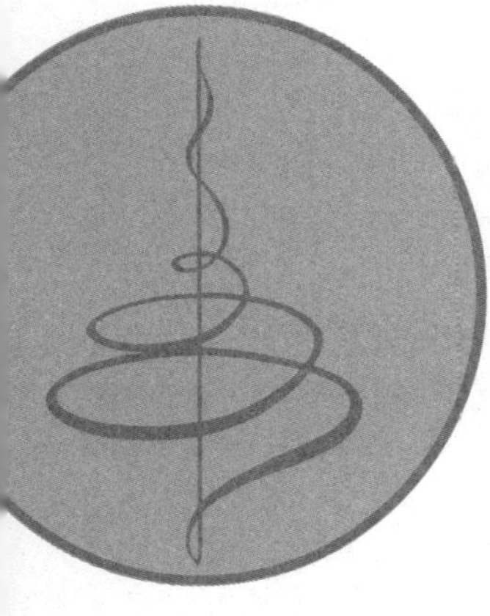

4 Die Gesundheit erhalten

Viele Menschen denken, es sei selbstverständlich, gesund zu sein. Gedankenlos treiben sie durch ihr Leben, ohne ihr Verhalten in irgendeiner Weise in Beziehung zu ihrer Gesundheit zu setzen. Dass dies ein trauriger Irrtum ist, erkennen sie erst, wenn sie mit einer Krankheitsdiagnose konfrontiert werden. Oft erlebe ich, dass sie dann fassungslos, empört oder wütend sind. Sie fühlen sich zu Unrecht von einer Krankheit betroffen und stehen ihr hilflos gegenüber. »Warum ausgerechnet ich?« Dabei hätten sie mit Aufmerksamkeit und Achtsamkeit lange schon die Gefahr erkennen und abwenden können.

Gesundheit ist keine unveränderliche Gegebenheit. Der Mensch trägt die Verantwortung dafür und muss sich und seine Lebensumstände jederzeit aufmerksam beobachten. Nur so kann er Fehlentwicklungen vermeiden und Krankheiten vorbeugen.

Zwei wesentliche Bereiche, in denen er seine Gesundheit selbst beeinflussen kann, sind seine **Ernährung** und sein **Verhalten** im Sinne von Lebensweise und Selbsterkenntnis.

Gesunde und ausgewogene Ernährung: für jeden anders

Eure Nahrung soll eure Medizin und
eure Medizin soll eure Nahrung sein.

Hippokrates

Zur Erhaltung der Gesundheit gibt es einige allgemeingültige Maßnahmen bzw. Einschränkungen. Eine Regel lautet: »Die Hälfte des Magens sollte mit fester Nahrung gefüllt werden, ein Viertel mit Flüssigkeiten, und das verbleibende Viertel sollte leer bleiben.«

Die Nahrung sollte also immer in der richtigen Menge eingenommen werden. Leichte Nahrungsmittel können in größerer Menge, schwere in geringerer Menge eingenommen werden. Wird die Nahrung sofort und leicht verdaut, ist dies ein Hinweis darauf, dass die Menge angemessen war.

Wasser trinkt man nach der Mahlzeit, um die Nährstoffe bestmöglich im Körper zu verteilen. (Eine Ausnahme bilden Krankheiten oberhalb des Halses wie Verschleimung, grippaler Infekt und Heiserkeit.) Dies bewirkt eine Kräftigung der Körperstatur. Will man hingegen abnehmen, trinkt man Wasser vor der Mahlzeit.

Welche Nahrungsmittel gesund und förderlich sind, hängt entscheidend von der individuellen Konstitution ab. So wie Autos unterschiedliche Kraftstoffe brauchen – Diesel, Benzin mit unterschiedlichen Oktanwerten, Gas oder Strom –, so haben auch Menschen unterschiedliche »Kraftstoff«-Bedürfnisse. Wenn man ein Fahrzeug mit Dieselmotor versehentlich mit Benzin betankt, darf man das Auto nicht starten, sondern muss mühsam das Benzin wieder heraussaugen, sonst geht der Motor kaputt.

Ebenso führt giftige Nahrung zu Erbrechen und Durchfall, um das Gift schnellstmöglich aus dem Körper hinauszubefördern. Ein Motor, der auf Benzin mit 95 Oktan ausgelegt ist, fährt schneller und spritziger, wenn man ihn mit 102er Benzin betankt. Er ist dann gedopt. Aber da er mit seinen Dichtungen auf einen 95er Treibstoff ausgelegt ist, verbraucht er sich schneller.

Genauso läuft es im menschlichen Körper ab. Ein auf Tripa-Energie basierender Organismus verzehrt sich schneller, wenn er immer auf Hochtouren läuft. So wie die Dichtungen im Motor bei zu hohen Oktanwerten, so verbrennen

auch seine Gefäße, wenn sie ausschließlich dem Feuerelement ausgesetzt sind, etwa weil der Mensch nur Tripa verstärkende Nahrungsmittel zu sich nimmt.
Gesunde Ernährung ist seit vielen Jahren ein großes Thema. Mit Überzeugung wird vorgetragen, dass Zucker, Salz, Weißmehl etc. ungesund seien, Obst, Gemüse, Fisch und wenig Fleisch dagegen gesund. Solche pauschalen Zuordnungen sind aus Sicht der Tibetischen Medizin zu ungenau. Sie geht hier sehr viel differenzierter vor. Was für den einen Menschen gesund und gut ist, kann für einen anderen schädlich sein. Das hängt von der Typenzugehörigkeit und der aktuellen Situation eines Menschen ab. Das übergeordnete gesundheitliche Ziel ist immer ein Ausgleich der Elemente. Wird ein bestimmtes Element zu stark, muss es durch den Einsatz gegenteiliger Elemente beruhigt werden.
Eine herausragende Bedeutung kommt dabei den Geschmacksrichtungen (tibetisch: ro) von Speisen zu.

Die sechs Geschmacksrichtungen und ihre Heilwirkung

> Die angemessene, bewusste Einnahme von Speisen und Getränken unterstützt unseren Körper und unser Leben, wohingegen bei nicht ausreichender, übermäßiger oder nicht richtiger Einnahme Krankheiten verursacht werden und sogar das Leben beendet werden kann.
>
> *Gyüshi*

Wie alles Wesentliche besteht auch jedes Heilmittel aus den fünf Grundelementen Erde, Wasser, Feuer, Luft und Raum. Die Erde ist die Basis, Wasser gibt Feuchtigkeit, Feuer die Wärme. Bewegung entsteht durch Luft, und diese vier Elemente breiten sich im Raum aus.

Aus diesen vier Elementen (also ohne Raum) setzen sich die sechs Geschmacksrichtungen zusammen. Die Tibetische Medizin unterscheidet zwischen Süß, Sauer, Salzig, Bitter, Scharf und Herb (Zusammenziehend).

Ob eine Ernährung gesundheitlich förderlich oder abträglich ist, hängt stark von der Geschmacksrichtung ab. Der Geschmack von Heilmitteln ist an sich bereits ein heilender Faktor und wird bestimmt durch die natürlichen Eigenschaften der Elemente, aus denen er sich ergibt.

»Geschmack« ist das, was die Zunge wahrnimmt: Ein süßer Geschmack wird als angenehm empfunden, ein saurer als durchdringend. Beim Kontakt mit salzigem Geschmack wird die Zunge heiß. Bitterer Geschmack führt zu Abneigung gegenüber der Speise, und scharfer Geschmack brennt im Mund. Ein herber (zusammenziehender, adstringierender) Geschmack rauht Gaumen und Zunge auf und bleibt daran haften.

Betrachten wir die Geschmacksrichtungen und ihre therapeutischen Wirkungen im Einzelnen:

Süß besteht aus Wasser und Erde und hat eine kühlende Wirkung. Die Elemente Wasser und Erde haben die Tendenz, nach unten zu fallen. Sie machen den Menschen schwer. Die süße Geschmacksrichtung begünstigt die Gewichtszunahme.

Der süße Geschmack ist angenehm auf der Zunge und wirkt lange nach. Er kräftigt den Körper und ist deshalb gut für Neugeborene, Alte und Geschwächte. Er gilt auch als »Nervennahrung« für nervöse und gestresste Menschen. Er unterstützt die Wundheilung, erleichtert Husten und Halsinfektionen, verbessert das Aussehen, stimuliert die Klarheit der Sinnesorgane und unterstützt die Langlebigkeit.

Zu viel Süße führt zu Trägheit, Faulheit, Selbstgefälligkeit und körperlich zur Bildung von Fettpolstern, Lipomen

(Fettgewebegeschwulsten) und Krankheiten des Harntrakts.
Die Vermischung von Wasser und Erde führt zu Verklumpung und bedeutet Materialisierung. In der heutigen Zeit, in der fast alle Speisen und Getränke zuckerhaltig sind, ist das ein großes Unheil. Die ohnehin großen Badkan-Typen wachsen durch Süßes noch weiter und nehmen immer mehr Materie auf.

Der Badkan-Typ ist bequem, weich, amorph. Wie können wir diesen Menschen in »Form« bringen? Indem wir versuchen, alle »süßen« Wasser-Erde-Eigenschaften in ihm zu reduzieren, vor allem durch die Nahrung. Wir entziehen ihm süße Lebensmittel: Zucker, Milchprodukte, Kohlenhydrate, vor allem weiße Lebensmittel, Getränke, Saucen etc. Süße Früchte wie Bananen, Datteln und Rosinen tauschen wir gegen Lebensmittel aus, die den Materieanteil des Menschen senken, also scharfe, austrocknende Nahrungsmittel wie Pfeffer, Ingwer, Rettich u. a. Ziel ist die Dematerialisierung, die Vergeistigung.

Süße Nahrungsmittel

Zucker, zucker- und stärkehaltige Nahrungsmittel, Nahrungsmittel mit süßem Geschmack: Avocado, Brot, Buschbohnen, Butter, Datteln, Erbsen, Feigen, Fenchel, Fleisch, Honig, Karotten, Kohl, Kürbis, Leinsamen, Mandeln, Mangold, Milch, Nüsse, Paprika, Pflanzenöle, Rosinen, Sahne, Safran, Sesam, Sellerie, Spargel, Spinat, Stangenbohnen, Süßholz, Süßkartoffeln, Trockenfrüchte, reife Weintrauben, Zimt, Zucchini.

Praxisbeispiel: Übergewicht und Ödeme

Eine übergewichtige Frau Ende vierzig leidet unter Wasser in den Beinen. Vor allem abends sind sie schmerzhaft dick angeschwollen. Die Frau ist eindeutig als Badkan-Typ zu identifizieren. Um eine Besserung zu erreichen, sollte sie ihre Ernährung konsequent umstellen. Ich erkläre ihr, dass Badkan aus Wasser und Erde besteht. Deshalb müssen diese Elemente entfernt werden, insbesondere die Geschmacksrichtungen Süß (Erde und Wasser), Sauer (Erde und Feuer), Salzig (Wasser und Feuer). Alle Substanzen, die das Element Wasser und das Element Erde enthalten, müssen reduziert werden, wobei wir immer individuell vorgehen. Die Feinabstimmung der Geschmacksrichtungen ist abhängig davon, welche Aspekte der Therapeut stärken möchte.
In ihrem Fall werden die vielen gesüßten Getränke, die die Patientin gern zu sich nimmt, reduziert und durch Wasser oder bitteren Kräutertee ersetzt, wobei Honig in geringen Mengen erlaubt ist. Die morgendlichen Marmeladebrötchen ersetzt sie durch Müsli bzw. Knäckebrot mit Honig. Ihre Hauptmahlzeit besteht künftig vor allem aus Rohkost und Gemüse, mit scharfen Sprossen wie Kresse und anderen Kräutern wie Petersilie gewürzt, gelegentlich dazu etwas helles Geflügelfleisch. Auf Fertiggerichte oder fertige Saucenmischungen und Ähnliches sollte sie verzichten, da diese viel raffinierten Zucker enthalten. Um den Hunger zwischendurch zu besänftigen, empfehle ich der Frau, sich Teller mit Apfelstücken, Paprikastreifen oder Radieschen bereitzustellen. Langfristig lässt sich sowohl eine Gewichtsabnahme als auch eine Gewebestraffung erreichen.

Sauer besteht aus Erde und Feuer und hat eine wärmende, stärkende Wirkung. Der saure Geschmack lässt das Gesicht sich zusammenziehen und wirkt schleimlösend. Er macht den Mund wässrig, regt den Appetit an und unterstützt die Ausscheidung von Giften. Bei Magenentzündung ist der saure Geschmack zu meiden.

Ein Übermaß an saurem Geschmack bewirkt Schwäche, fiebrige Zustände, Schwindel, Ödeme, Juckreiz und Pickel, ruft Durst hervor und schwächt die Sehkraft. Auf emotionaler Ebene kann zu viel saurer Geschmack Eifersucht, Neid und Unzufriedenheit hervorrufen.
Wegen des Feueranteils sollten Tripa-Typen die saure Geschmacksrichtung eher meiden, hingegen ist sie für Lung- und Badkan-Typen förderlich.

Saure Nahrungsmittel

Viele Beerensorten, Eingelegtes, Alkohol, Essig, Granatäpfel, Hefe, Käse, Quitten, Rhabarber, Sanddorn, Sauerampfer, Tomaten, Wacholder, grüne Weintrauben, Zitrusfrüchte sowie alle milchsauer vergorenen Nahrungsmittel wie Sauerkraut oder Buttermilch, Joghurt, Molke, Kefir.

Praxisbeispiel: Hautausschläge und Bluthochdruck

Ich behandle einen Tripa-Typ, der unter Hautausschlägen und Bluthochdruck leidet. Dieser achtundvierzigjährige Russe ernährt sich vor allem von sauer eingelegten Nahrungsmitteln. Er trinkt viel Wodka und entwickelt unter Alkoholeinfluss regelmäßig Eifersuchtsgefühle gegenüber seiner Frau, an der er dann herumnörgelt. Auch ist er schon handgreiflich geworden. Nüchtern schämt er sich für sein Verhalten.
Damit dieser Mann in ein energetisches Gleichgewicht kommt, muss er zunächst seine Ernährung umstellen und seinen Körper entsäuern, d. h. auf sauer eingelegte Speisen und Alkohol verzichten (oder stark reduzieren). Bitterstoffe, z. B. Endivien- und Löwenzahnsalat und mit Kurkuma und vielen Kräutern gewürzte Speisen, sollen ihn unterstützen.

Je nachdem, wie tief die saure Wirkung in ihn eingedrungen ist, dauert der Entsäuerungsprozess mindestens ein Jahr. Auch sind eine mentale Umstimmung und Verhaltensänderungen notwendig.

Salzig ergibt sich aus Wasser und Feuer, wirkt erhitzend und stark trocknend. Der salzige Geschmack hilft, harten Stuhl und eine Ansammlung von Darmgasen zu entfernen. Er reinigt verstopfte Blutgefäße, gleicht Elektrolyte aus, erhöht die Körpertemperatur (eine Kompresse mit heißem Salz wirkt schweißtreibend) und regt den Appetit an.
Der salzige Geschmack verstärkt die Lebenslust und die Genussfähigkeit. Auch mildert er Angst und Sorgen.
Im Übermaß ist ein salziger Geschmack für Entzündungen, Ödeme, Faltenbildung, Haarausfall und vorzeitiges Altern verantwortlich. Er regt den Durst an, schwächt den Körper und führt zu »Krankheiten des gelben Wassers«, d. h. des Blutes und der Gallenblase. Zorngefühle können aufkommen.
Wegen seines Feueranteils sollten Tripa-Typen die salzige Geschmacksrichtung eher meiden, hingegen ist sie für Lung-Typen förderlich.

Salzige Nahrungsmittel

Brot, Fastfood, Fertiggerichte, Fisch und Meeresfrüchte, Käse, Mineralwasser, Salz, Wurstwaren.

Praxisbeispiel: Zappeligkeit bei einem Kind

Eine oft bei Kindern beliebte Ernährung mit viel – stark gesalzenen – Pommes frites und Fertigprodukten führt zu Unruhe und Zappeligkeit. Entzieht man dieser Ernährung den hohen Salzanteil, beruhigen sich die Kinder oft.
Dies empfehle ich einer Mutter, deren achtjähriger Sohn auf ADHS (Aufmerksamkeitsdefizit- und Hyperaktivitätsstörung) getestet

wird. Ich rate dazu, den salzigen Geschmack (bestehend aus den Elementen Wasser und Feuer) zu reduzieren und durch Nahrungsmittel mit herbem Geschmack zu ersetzen. Da das Kind diesen ablehnt, ist Phantasie gefragt. Beispielsweise können (als herb eingestufte) grüne Bohnen in einer eher süßen Tomatensauce »versteckt« werden.

Bitter: Die Verbindung von Wasser und Wind wäscht die Erde aus. Sie ist kalt, und das gilt auch für bitteren Geschmack. Dieser hilft somit, Wärme zu reduzieren.
Der bittere Geschmack hilft bei Appetitlosigkeit, Vergiftungen, Schwindelanfällen, Infektionen, Erbrechen, organischen Krankheiten im Brustbereich und Heiserkeit. Er stimuliert die Sekretausscheidung, tonisiert und stärkt die Gewebe, regt die Verdauung an, unterstützt den Organismus bei Fieber, Lebererkrankung und Hautirritationen, beseitigt Durst und Mundgeruch und klärt das Bewusstsein.
Im Übermaß schwächt er den Körper und ruft Wind- und Schleimerkrankungen hervor, z.B. Neurosen, Hautrisse und Gewichtsverlust.
Der bittere Geschmack mildert Zorn und Selbstgefälligkeit und er hilft, Veränderungen zu akzeptieren.
Wegen seiner Zusammensetzung aus den Elementen Wasser und Luft ist der bittere Geschmack für Tripa-Typen gut geeignet, während Lung- und Badkan-Typen damit sparsam umgehen sollten.

Bittere Nahrungsmittel

Artischocken, Bockshornklee, Chicorée, Eisbergsalat, Endiviensalat, Radicchio, Enzian, Löwenzahn, viele Kräuter wie Oregano, Schafgarbe, Amla.

Praxisbeispiel: Konzentrationsprobleme und Nervosität

Eine dünne junge Frau beklagt sich über zunehmende Konzentrationsprobleme. Sie weist eine extrem trockene Haut auf. Ich nehme die Frau als hypernervös und fahrig wahr. Ihre Hände zittern. Wir sprechen über ihre Ernährung, die unregelmäßig ist und aus vielen »schnell zubereiteten Salaten« besteht. Die Frau ist süchtig nach Kaffee und Cola. Diese aufputschende Ernährung ist aber Gift für sie, da sie ohnehin schon zu viel Wind in sich hat. Zur Beruhigung braucht sie regelmäßige Mahlzeiten, Gemüse- und Fleischbrühe, süße Speisen.
Eine gehaltvolle Brühe setzt oft einen Impuls für den Körper, zu erkennen, wie es sich anfühlt, ausgeglichen zu sein. Durch Rückkopplung fällt es den Menschen leichter, die schlechten Ernährungsgewohnheiten aufzugeben. Durch die Umstellung von Kaffee und Cola auf Wasser, Milch, grüne oder Kräutertees kann die Frau wieder gesund werden.

Scharf: Die Verbindung von Feuer und Wind ist erhitzend und ergibt einen scharfen Geschmack. Dieser unterstützt die Wundheilung, regt den Appetit und den Stoffwechsel an, hilft bei Krankheiten an Hals, Rachen und Haut und unterstützt die Heilung von Badkan-Krankheiten, z.B. Diabetes, Husten, Ödemen der Atemwege und schleimbedingten Durchblutungsstörungen. Der scharfe Geschmack trocknet Fette, fördert die Entgiftung über die Haut und reinigt die Leitbahnen im Körper. Durch eine Ernährung mit scharfen Geschmäckern werden die Menschen extrovertierter.
Die Elemente Feuer und Wind haben die Tendenz, von unten nach oben zu steigen. Sie wirken sich im oberen Körperbereich aus.
Übermäßig genossener scharfer Geschmack schwächt die Fruchtbarkeit (Samen) und Körperkraft, verursacht Impotenz, Krämpfe, macht den Menschen anfällig für Krankheit

und Hypochondrie und begünstigt Rücken- und Kreuzschmerzen. Auch verstärkt er Zorn und Reizbarkeit.
Wegen seines Feueranteils sollten Tripa-Typen die scharfe Geschmacksrichtung eher meiden, hingegen ist sie für Badkan-Typen förderlich.

Scharfe Nahrungsmittel

Bohnenkraut, viele Gewürze (Gewürznelken, Cayennepfeffer, Chili, schwarzer Pfeffer), frischer Ingwer, Knoblauch, Meerrettich, Rettich, Senf, Zwiebeln.

Praxisbeispiel: Rückenschmerzen und Impotenz

Ein junger Mann mit Hautausschlägen beklagt sich über Rückenschmerzen, obwohl er sportlich viel trainiert. Im Gespräch erweist sich, dass er gelegentlich unter Impotenz leidet, was ihm sehr zu schaffen macht. Er ist latent gereizt. Man merkt ihm an, dass er unter starker Spannung steht. Wir besprechen seine Gewohnheiten. Er isst alles mit scharfer Sauce. Ich empfehle, auf Scharfes zu verzichten und süße, herbe und bittere Nahrungsmittel zu sich zu nehmen, damit sein Zorn gemildert und die Impotenz überwunden wird. Zusätzlich empfehle ich Rezept Nr. 7 (siehe Kapitel 8: »Behandlung von Krankheiten« und die Rezepte im Anhang). Der Patient hält sich an meine Diätvorschläge und erzielt nach vier Monaten eine deutliche Verbesserung seines Zustands.

Herb: Aus Erde und Wind ergibt sich der herbe, zusammenziehende (adstringierende) Geschmack mit kühlender und austrocknender Wirkung. Unter seinem Einfluss werden Zunge und Gaumen »rauh«. Er heilt Wunden, trocknet Fette und Nekrosen, hilft bei Blutproblemen und klärt die Ausstrahlung.

Im Übermaß fördert der herbe Geschmack die Schleimbildung. Er blockiert die Energiekanäle, kann also auch zu Verstopfung führen und verursacht Herzschmerzen.
Wegen ihrer Zusammensetzung aus den Elementen Erde und Luft ist die herbe Geschmacksrichtung für feurige Tripa-Typen förderlich, hingegen sollten Lung-Typen sie eher meiden.

Herbe Nahrungsmittel

Alfalfa-Sprossen, Äpfel, unreife Bananen, grüne Bohnen, Datteln, Oliven, Okra, Kichererbsen, Maroni, Salbei, unreife Walnüsse.

Praxisbeispiel: unreine Haut und Durchfälle

Eine junge Frau mit vorherrschenden Tripa-Eigenschaften leidet unter unreiner Haut und gelegentlichen Durchfällen. Sie ernährt sich überwiegend von ihren Lieblingsspeisen Pizza und Spagetti mit Tomatensauce sowie Kuchen, mit anderen Worten: Sie bevorzugt den süßen Geschmack (Weizenmehl, Nudeln, Süßspeisen), kombiniert mit saurem (Tomatensauce, Käse).
Ich empfehle ihr, diese Elemente zu reduzieren und mehr herbe Lebensmittel zu sich zu nehmen, z. B. mehr Äpfel und Hülsenfrüchte zu essen und ihre Mahlzeiten mit dem blutreinigenden Kurkuma zu würzen. So lässt sich das Feuerelement beruhigen, und die damit verbundenen Probleme lassen sich reduzieren.

Im Überblick: Die Geschmacksrichtungen und ihre therapeutischen Wirkweisen

Geschmacks-richtung	***Elemente***	***beruhigt***	***verstärkt***
Süß	Erde + Wasser	Lung und Tripa	Badkan
Sauer	Erde + Feuer	Lung und Badkan	Tripa
Salzig	Wasser + Feuer	Lung und Badkan	Tripa
Bitter	Wasser + Wind	Tripa	Lung und Badkan
Scharf	Feuer + Wind	Badkan	Tripa
Herb	Erde + Wind	Tripa	Lung und Badkan

Geschmacksrichtungen gezielt einsetzen

Die Tibetische Medizin achtet immer auf Ausgleich. Auf die Ernährung bezogen bedeutet dies:

Soll die – aus Erde und Wasser zusammengesetzte – Badkan-Energie bei einem großen, schweren Menschen reduziert werden, sollte er die – ebenfalls aus Erde und Wasser zusammengesetzte – Geschmacksrichtung Süß meiden. Stattdessen tun ihm Nahrungsmittel mit solchen Geschmacksrichtungen gut, die Erde und Wasser ausgleichen: Sauer, Bitter, Scharf und Herb.

Für einen Tripa-Typ wiederum sind Nahrungsmittel zu meiden, die Feuerelemente enthalten, also saure, salzige und scharfe. Hingegen empfehlen sich Nahrungsmittel mit den Geschmacksrichtungen Süß, Bitter und Herb.

Der Lung-Typ wiederum sollte auf Nahrungsmittel verzichten, die das Luft-Element enthalten bzw. diese reduzieren – d. h. bittere, scharfe und herbe –, und stattdessen Nahrungsmittel mit süßem, saurem und salzigem Geschmack zu sich nehmen.

Gegen *Wind* arbeiten wir mit schweren Elementen wie Wasser und Erde und auch mit Feuer, d. h. mit süßen, sauren und salzigen Lebensmitteln.
Gegen *Feuer* setzen wir Wasser, Luft und Erde ein, also süße, bittere und herbe Nahrungsmittel.
Gegen *Schleim* helfen die Elemente Feuer und Luft, also besonders scharfe, saure Geschmacksrichtungen, individuell angepasst auch salzige.
Die Kunst des Heilers besteht darin, je nach der konstitutionellen Elemente-Zusammensetzung des Patienten den Anteil der Geschmacksrichtungen individuell auf ihn abzustimmen.

Gestatten Sie mir am Ende dieses Kapitels eine grundlegende Bemerkung. Ich höre öfter den Einwand: »Mein Kopf hat ja *verstanden,* dass ich gesund essen und nicht rauchen soll, aber mein Körper ist schwach. Ich schaffe es einfach nicht.« Ich antworte darauf: »Nein, verstehen ist nicht teilbar. Vielleicht hat man etwas *erkannt* oder *gewusst* und dann wieder vergessen. Man kann nicht zur Hälfte verstehen. Wenn man *verstanden* hat, gibt es keine Zweifel und keine halben Sachen.« Das gilt für die Ernährung ebenso wie für unsere gesamte Lebensweise.

Verhalten: Verantwortung für die eigene Gesundheit übernehmen

Tugendhaftes Verhalten ist das Fundament aller guten Eigenschaften.

Gyüshi

Neben der Ernährung sind die Lebensweise und das Verhalten ein über Gesundheit oder Krankheit entscheidender Bereich, den jeder Mensch selbst verantwortet. Die im *Tantra der Erklärungen* zusammengefassten allgemeinen Verhaltensregeln betreffen körperliche und geistige Aspekte, und sie beziehen jahreszeitliche Besonderheiten ein. Sie zielen auf Mäßigung und Ausgleich. Wenn man bedenkt, wie alt diese Verhaltensregeln sind, ist es erstaunlich, wie gut sie in vielen Punkten auf die heutigen Lebensbedingungen anwendbar sind.

Im Rhythmus der Jahreszeiten

Im Jahresverlauf ist der Mensch unterschiedlichen klimatischen Einflüssen ausgesetzt. Sonnenstrahlung und die Länge von Tag und Nacht beeinflussen Kraft und Aktivität des Körpers.

Im *Winter,* der kalten Jahreszeit, wird der Körper geschwächt. Unterstützen kann man ihn mit einer Nahrung der Geschmacksrichtungen Süß, Sauer und Salzig, mit Fleischsuppe und öligen Speisen. Wärmen kann man auf verschiedene Arten: durch Kleidung, Aufenthalt in beheizten Räumen oder in der Sonne.

Im *Frühling* kann eine im Winter angesammelte Badkan-Krankheit ausbrechen. Maßnahmen wie regelmäßiger Sport, eine Tsampa-Massage (siehe den Abschnitt »Äußere Anwendungen« in Kapitel 8) und eine Ernährung mit den Geschmacksrichtungen Bitter, Scharf und Herb, mit

Honig und abgekochtem (Ingwer-)Wasser tragen zur Beruhigung von Badkan bei.
Die *Sommer*hitze zehrt die Körperkraft aus. Hilfreich ist eine leichte, kühlende Nahrung mit süßem Geschmack. Verzichten sollte man hingegen auf salzige, heiße und saure Geschmacksrichtungen. Der Aufenthalt in einer wohlriechenden Umgebung im Schatten oder in kühlen Räumen, leichte Kleidung, kalte Duschen und mit Wasser vermischtes Chang (medizinischer Wein) wird empfohlen.
Im *Herbst* sind Speisen mit süßen, bitteren und herben Geschmacksrichtungen zu empfehlen sowie eine Darmreinigung mit Hilfe von Abführmitteln und Einläufen.

Körperliche Bedürfnisse zulassen

Bestimmte Körperäußerungen sind nicht gesellschaftsfähig. Wir haben gelernt, in der Öffentlichkeit nicht zu rülpsen oder zu furzen. Ausscheidungen aller Art finden an »geheimen Orten« statt. Wir spucken nicht und wir weinen nicht öffentlich, und wenn sich das Gähnen einmal wirklich nicht unterdrücken lässt, hält man diskret die Hand vor den Mund.
Alle diese zivilisatorischen Regeln haben ihre guten Gründe. Aber auch die körperlichen Bedürfnisse haben ihre Berechtigung, und ihre Unterdrückung ruft unterschiedliche Schäden bis hin zu Krankheiten hervor.
Dass die Unterdrückung der Nahrungsaufnahme zu Schwäche, Schwindel und Essunlust führt und unterdrückter Durst zu trockenem Mund, Schwindel oder Herzkrankheit, wird niemanden überraschen. Aber auch das Unterdrücken weniger vitaler Bedürfnisse kann böse Folgen haben. Das *Tantra der Erklärungen* führt eine Reihe von weiteren Körperaktivitäten auf – mitsamt den Folgen, die ihre Unterdrückung nach sich ziehen.

Unterdrücken oder Zurückhalten von ...

- *Erbrechen:* Appetitlosigkeit, Atembeschwerden, Ödeme, Juckreiz, Tumoren, Augeninfektionen, starke Schleimproduktion und ansteckende Krankheiten
- *Niesen und Gähnen:* Kopfweh, Nackensteifigkeit, Sehschwäche, Gesichtslähmung und Fehlfunktion des Kiefers
- *normaler Atmung nach Anstrengungen:* Tumore, Hautkrankheiten
- *Schlafen:* Lethargie, Schweregefühl des Kopfes, grauer Star, Verdauungsstörungen
- *Spucken (von Auswurf):* Schleimvermehrung, Atembeschwerden, Gewichtsverlust, Aufstoßen, Herzkrankheiten und Appetitlosigkeit
- *Weinen (Tränen):* Herzkrankheiten, Kopfschmerzen, Nasensekret, Schwindel und Appetitlosigkeit
- *Blähungen:* Verstopfung, harter Stuhl, gutartige Tumore, Unterleibskrämpfe, verschwommene Sicht, niedrige Körpertemperatur und Herzkrankheiten
- *Notdurft:* Mundgeruch, Schmerzen im oberen Kopfbereich, grippaler Infekt
- *Urin:* Steinbildung, Krankheiten des Harnröhrenausgangs, der männlichen Geschlechtsorgane, der Gebärmutter
- *Sperma:* unwillkürlicher Erguss, Schmerzen im Penis, blockierte Blasenentleerung, Bildung von Blasensteinen, Impotenz

Auch wenn ich hier nicht zum uneingeschränkten Ausleben dieser unmittelbaren Bedürfnisse aufrufen möchte – das soziale Miteinander könnte durch die eine oder andere Hemmungslosigkeit leiden –, so sollte man sich gleichwohl ihre Berechtigung und Bedeutung vor Augen halten und nach passenden Gelegenheiten suchen, ihnen nachzugeben. Manchmal muss man Kompromisse eingehen, aber immer sollte man die eigene Gesundheit im Blick haben.
Das Zurückhalten oder andererseits das Erzwingen eines natürlichen Drangs verschlechtert Lung und löst mit Lung verbundene Symptome aus. Dadurch entstandene Krankheiten lassen sich durch Lung-beruhigende Maßnahmen verbessern: Fasten und therapeutische sowie diätetische Maßnahmen.

Regelmäßigkeit, Besonnenheit und Integrität

Über die körperlichen Bedürfnisse hinausweisende Verhaltensmaßnahmen der Tibetischen Medizin sind allgemeiner Natur. Zu vermeiden ist es danach beispielsweise, lebensgefährliche Orte aufzusuchen, in großen Seen zu schwimmen oder auf Felsvorsprünge zu klettern –, was zunächst selbstverständlich scheint. Andererseits: Wie viele Menschen ertrinken hierzulande oder stürzen bei Bergwanderungen ab?
Angesichts der zunehmenden Herzerkrankungen aufgrund von weitverbreitetem Schlafmangel, insbesondere unter Städtern, ist auch das Gebot, ausreichend zu schlafen, relevant. Wer unter Schlafstörungen leidet, kann den Körper mit einem Mittagsschlaf stärken. Allerdings sollte dies nur eine vorübergehende Maßnahme sein, denn der Tagesschlaf verschlimmert Badkan und kann Kopfschmerz, Unlust, Lethargie und eine Infektionsanfälligkeit stärken. Gegen Schlaflosigkeit helfen warme Milch, Chang

(aus Gerste, Weizen oder Reis vergorenes Bier oder Wein), Fleischsuppe und die Einreibung des Kopfes mit Sesamöl. Regelmäßige Ölmassagen unterstützen die Gesundheit, insbesondere bei Lung-Störungen.

Eine angemessene – nicht übermäßige (!) – körperliche Ertüchtigung wird grundsätzlich allen gesunden Menschen empfohlen.

Einseitiges Verhalten ist zugunsten einer Methodenvielfalt zu meiden.

Achtsamkeit zu jeder Zeit und in jeder Situation unterstützt die Gesundheit.

Laut dem *Tantra der Erklärungen* wird integeres Verhalten bestimmt durch die Vermeidung negativer Taten und das Ausführen positiver Taten. Tugendhaftes Verhalten mache souverän und autonom und verhindere die Abhängigkeit von fremder Macht. Der Mensch, der die Regeln tugendhaften Verhaltens befolgt, werde sogar letztlich zum Anführer von vielen, auch wenn er sich zunächst in einer untergeordneten Stellung befindet.

Es lohnt sich, einmal die vor vielen hundert Jahren zusammengetragenen Verhaltensregeln zu lesen. Unter anderen werden folgende aufgeführt:

»Steh zu deinem Wort und erfülle alle Verpflichtungen. […]
Überlege schon im Voraus und verfolge langfristige Vorteile.
Nimm nicht alle Aussagen für bare Münze, sondern akzeptiere sie erst nach gründlicher Analyse. Überlege gut, bevor du sprichst, und verbreite niemals Vertraulichkeiten. […]
Man sollte immer Gelassenheit üben und mit allen Menschen, mit denen man zusammenkommt, herzlichen und freundlichen Umgang pflegen. Lass dich nicht von deinen Feinden einnehmen, mach sie dir mit Geduld und Geschick untertan. […]
Reichtum sollte man vorsichtig und sorgsam anhäufen und das Geld großzügig ausgeben, wenn Bedarf besteht. Gestehe deine

Missetaten, wenn du schuldig bist, und sei zufrieden, wenn du einen Sieg davonträgst. Prahle nicht damit, gelehrt zu sein, und freue dich, wenn du wohlhabend bist. Unterschätze nicht deine Untergebenen und sei auf deine Vorgesetzten nicht eifersüchtig. [...] Man verhalte sich ehrlich, geduldig, offenherzig und verfolge zielstrebig die Vermehrung seiner geistigen Fähigkeiten. Es ist wichtig, eine geplante Aufgabe innerhalb des vorgesehenen Zeitrahmens zu erfüllen.«

Das Streben nach Spiritualität ist allem anderen vorzuziehen. Ohne spirituellen Zugang erreicht man kein wahres Glück. Mitgefühl gegenüber Bekümmerten und Kranken, Wahrhaftigkeit ohne Hintergedanken, Liebe gegenüber jedem Lebewesen, ja selbst das Bemühen, seinen Feinden helfen zu wollen, sind Schritte auf dem Weg zur Vollkommenheit.
Das bestmögliche Verhalten für den idealen Menschen liegt darin, das Anliegen anderer als sein eigenes zu betrachten, großzügig zu sein und den Geiz zu verabscheuen. Wer Ruhe in Körper, Rede und Geist zu bewahren weiß, ist auf einem guten spirituellen Weg.
Nun werden Sie einwenden, dass dies alles schön und gut sei, aber diese hohen Tugendideale seien ja wohl kaum zu verwirklichen. Neben den schönen und guten Vorsätzen gibt es in uns starke Bedürfnisse, Schwächen und Bösartiges. Und nicht selten toben die Dämonen in uns und lenken unsere Handlungen in einer Weise, die wir gar nicht wollen.

Den inneren Dämon besiegen

Wenn hierzulande über Gesundheit gesprochen wird, ist meistens nur der Körper gemeint. Dabei ist der geistige Zustand mindestens ebenso wichtig. Die Tibetische Medizin sieht die »Geistesgifte« am Beginn von Krankheitsverläufen. Es sind die Dämonen, die zerstörerische Entwicklungen in Gang setzen.

Was sind Dämonen? Dämonen kommen nicht von außen nach innen. Sie werden im Menschen geboren, etwa in traumatischen Situationen, wenn der Mensch große Angst erlebt.

Dämonen entstehen auch im Moment der Konfrontation zwischen biologischen Bedürfnissen und moralischen oder juristischen Verboten: Man sieht einen attraktiven Mann oder eine sexuell anziehende Frau und möchte diesen Menschen umarmen. Aber man ist verheiratet, und ein Seitensprung ist verboten. Oder: Man empfindet gegenüber einer Person eine Riesenwut oder unbändigen Hass, aber man darf sie nicht niederknüppeln, erwürgen, quälen oder umbringen.

Je stärker das biologische oder psychische Bedürfnis und je stärker gleichzeitig das Verbot, desto größer wird der Dämon. Und er wird umso stärker, je länger er existiert. Er ist wie Dampf in einem Kessel. Irgendwann bricht er mit großem Getöse, riesigen Wolken und einem Monsterschrei aus: »Hier bin ich!« Und dabei sprengt und zerstört er den Deckel.

Oder aber er bricht *nicht* aus. Dann wütet er weiter im Körper und zerstört ihn allmählich von innen nach außen. Solche Dämonen kann man durch Selbsterkenntnis und das richtige Verhalten vermeiden. Natürlich ist es das Beste, wenn man sie durch eine achtsame Lebensweise gar nicht erst entstehen lässt. Doch selbst wenn sie schon im Menschen stecken, ist Prävention möglich: Man kann verhindern, dass der Dampf den Kessel zum Explodieren bringt. Man muss nur ein Ventil finden, eine Methode, mit der man den Dämon kontrolliert nach außen entlässt. In regelmäßigen Abständen das Ventil zu öffnen und Dampf abzulassen – wie auch immer – mindert den Druck.

Das bedeutet nicht, dass man jedem Bedürfnis blind nachgeben muss, um nicht krank zu werden: Es ist nicht akzeptabel, seine sexuelle Gier etwa mit Gewalt, mit Kindern oder allen vorbeigehenden fremden Frauen (oder Männern) zu befriedigen. Mord und Totschlag sind ebenfalls tabu. Aber solche Wünsche lassen sich kanalisieren. Es geht darum, die Energie zu sublimieren und für andere Zwecke zu nutzen. Die Geschichte hat vielfältige Methoden entwickelt: Yoga, Tai-Chi, Pilates, Atem-, Bewegungs- und Entspannungstechniken, künstlerische Betätigungen ... Wer allerdings keine solche »Umleitung« seiner triebhaften Energien findet, läuft Gefahr, ernsthaft zu erkranken.
Die Gleichsetzung von Dämonen mit eigenen Ängsten ist in der Tibetischen Medizin tief verwurzelt.

Praxisbeispiel: Leberkrebs

Wenn ein Mensch in seinem Leben immer wieder eine riesengroße Wut empfindet, die er aber nicht ausleben darf, weil das Gesetz »Du darfst nicht töten!« stärker ist als seine Wut, dann kann er an einem Leberkarzinom oder einem anderen Tumor im Bereich der galligen Organe erkranken. Der Tumor richtet sich gegen ihn selbst. Indem er andere nicht tötet, tötet er sich letztlich selbst.
Ich hatte einen solchen Patienten, ein kräftiger, zorniger Tripa-Typ. Er musste mitansehen, wie seine Tochter von ihrem Mann gequält und zerstört wurde. Er hasste seinen Schwiegersohn, der zudem in kriminelle Machenschaften verstrickt war, und sein Wunsch, ihn zu töten, war groß. Dem konnte er natürlich nicht nachgeben. Sein Dilemma rief in ihm einen Leberkrebs hervor.

Unsere Umwelt setzt uns enge Grenzen. Wenn wir einen schlechten Tag haben, können wir nicht einfach unserer Arbeit fernbleiben. Es wäre besser für uns wie auch für unseren Arbeitsplatz, wenn wir zu Hause blieben, aber

das geht nicht. Im Wiederholungsfall würden wir sogar Gefahr laufen, entlassen zu werden und unsere Lebensgrundlage zu verlieren.
Das Gleichgewicht zwischen dem, was wir der Gesellschaft einerseits und unserer Natur andererseits schulden, ist ein Riesenthema. In meinem eigenen Leben wie in meiner therapeutischen Praxis versuche ich, diese Schnittstelle zu ermitteln und einen Weg zu finden, auf dem sich die biologische mit der sozial-ökonomischen Rationalität verbinden lässt.
»Biologische Rationalität« bedeutet, eine angemessene Antwort auf die Frage zu finden, was Ihnen mehr schadet, zum Beispiel, wenn Sie heute nicht zur Arbeit gehen. Ist es für Ihre Gesundheit gefährdender, Ihre durch Einkommen gesicherte Existenzgrundlage aufs Spiel zu setzen oder eine Tätigkeit auszuüben, die Ihnen widerstrebt?
»Geistige Hygiene« ist, kurz gesagt, der Ausgleich zwischen den natürlichen biologischen Bedürfnissen und den gesellschaftlichen Zwängen. Wenn wir uns dieses Konflikts nicht bewusst sind und die »verbotenen« Energien nicht in »erlaubte« umleiten können, dann entstehen mentale Blockaden, die zu körperlichen Stauungen und Krankheit führen.
Für einen Kranken kann es enorm hilfreich sein, zu ergründen, ob seine Gedanken, seine Einstellung und Lebensweise die Krankheit begünstigt haben. Wenn er die Ursachen in seinem Verhalten erkennt, kann er dieses immer noch ändern und das Ruder herumwerfen. Jeder Mensch ist für seinen Zustand selbst verantwortlich. Wer sich passiv ausschließlich auf die verschriebenen Mittel seines Arztes verlässt, hat keine guten Chancen, sein Problem dauerhaft in den Griff zu bekommen.
Auf die Bedeutung der mentalen Blockaden gehe ich ausführlich im Kapitel »Mentale Blockaden als Ursache unterschiedlichster Krankheiten« ein.

Das Potenzial ausschöpfen

Der Sinn eines Menschenlebens ist es, sein gesamtes Potenzial auszuschöpfen. Das Ziel besteht darin, höchste geistige Entwicklung anzustreben und irgendwann einmal zu »leuchten«. Wir müssen uns den anderen Menschen öffnen, uns ihnen mitteilen. Geschieht das nicht ausreichend, dann sind wir gebremst und entwickeln Krankheitssymptome.
In der Tibetischen Medizin heißt es: Krankheiten entstehen, weil der Körper einerseits nicht perfekt ist und weil der Mensch andererseits aufgrund seiner Unwissenheit Ängste, egoistischen Zweifel, Trägheit, Hass, Wut oder Neid entwickelt: moralische oder mentale Blockaden, die sich im Körper niederschlagen. Sie verhindern, dass Energien innerhalb des Körpers ungestört fließen. Sie verhindern auch, dass man seine Energien an andere Menschen weitergibt. Der Körper ist die Grundlage für ein Energiepotenzial, das ein Ventil finden muss.

Tripa-Menschen mit ihrer starken inneren Hitze können andere Menschen »verbrennen« und ängstigen. Sie können eitle Spezialisten, aber auch hervorragende Sportler sein, und wenn die Bedingungen günstig sind, können sie regelrecht über sich hinauswachsen. Ihr geistiges Potenzial prädestiniert sie dazu, andere emotional und energetisch zu wärmen. Das hilft ihnen ebenso wie denjenigen, die sie unterstützen.

Kriegs- und Sportveteranen

Ich hatte einmal einen Patienten, der Soldat in Afghanistan gewesen war und dort getötet hatte. In der Kriegssituation konnte er seinen Aggressionen freien Lauf lassen, er war wie ein Raubtier in freier Natur. Dann aber wurde er demobilisiert, kehrte in die Heimat zurück, und da galten andere

Regeln. Zurück in der Zivilisation, geriet das Raubtier sozusagen in einen Zoo. Wohin sollte er seine aggressiven Energien nun lenken? Ohne ein Ventil hätten sie den Blutdruck erhöht und den überhitzten Körper ausgetrocknet. Mein Patient hatte Glück: Bevor er »durchdrehte« – d. h. psychisch krank wurde oder seine Aggressionen nach außen richtete –, fand er eine Stelle als Boxtrainer. Hier konnte er seine aggressiven Impulse ausleben und lernte zugleich, sie durch Beachtung der strengen Verhaltensregeln beim Boxsport zu kontrollieren.
Dieses Beispiel ist extrem, wenngleich wir in einer Zeit leben, in der grausame Kriege zeigen, dass die zivilisatorische Schicht sehr dünn ist. In abgemilderter Form gibt es den gleichen Mechanismus bei Sportveteranen. Wenn sie ihre enormen Energien nicht mehr sportlich ausleben können und außerdem der Adrenalinkick des Wettbewerbs entfällt, treten oft Allergien, Neurodermitis, Asthma, Herzinfarkte etc. auf.
Um das zu vermeiden, muss man den Menschen neue Wege und Aufgaben zeigen, in die hinein sie ihre Hitzeenergie lenken können.

Die höchste Aufgabe des großen Badkan-Typs besteht darin, andere Menschen an seiner Konstanz und Unerschütterlichkeit teilhaben zu lassen und sie mit seinen nährenden Qualitäten zu stützen. Er vermag den leichten Lung-Typ zu erden und den Tripa-Typ zu schützen.

Der Lung-Typ wiederum verwirklicht seine höchsten geistigen Eigenschaften, wenn es ihm gelingt, Impulse zu setzen, träge Menschen künstlerisch und kreativ zu animieren, sie mit geistigen Ideen anzuregen und an seiner Gefühlstiefe teilhaben zu lassen. Dabei verschenkt er seine Liebe.

Auflösung einer Kampfsituation

In meiner Jugend lief ich einmal nachts mit einem Freund, einem klugen, sehr belesenen, liebenswerten Lung-Typ, durch Moskau. Wir trafen auf eine Gruppe von fünf Männern, die auf Krawall aus waren. Da mein Freund leichtgewichtig und nicht sehr stark war, ich hingegen von kräftiger Statur, bereitete ich mich innerlich schon auf einen Faustkampf vor.

Doch mein Freund erledigte die Sache auf seine Weise: Wie der Wind lief er von einem zum anderen, redete ununterbrochen, zupfte hier und schubste dort und brachte mit seinem unerwarteten Aktionismus die Gruppe der Angreifer so sehr durcheinander, dass niemand mehr wusste, was los war. Die Kampfidee wurde sozusagen vom Winde verweht. Wir trennten uns verwirrt voneinander, aber größerer Schaden war wundersamerweise vermieden worden.

Die Achtsamkeit stärken

Achtsamkeit, das völlige Aufgehen im Hier und Jetzt, basiert auf einem alten buddhistischen Konzept und ist eine Grundvoraussetzung für ein Leben in Gesundheit. Das Gegenteil davon ist Stress.

Stress entsteht durch reale Gefahren, etwa wenn man einen traumatisierenden Unfall erlebt oder einen nahestehenden Menschen verliert. Dauerhafter Alltagsstress ist in unserer Gesellschaft weit verbreitet: Alleinerziehende Mütter kennen ihn, Menschen, die am Existenzminimum leben, Berufstätige, die an ihrer Arbeitsstelle gemobbt werden, Schüler und Studenten, die sich überfordert fühlen …

Viele Menschen erleben darüber hinaus Stress, weil sie sich permanent Sorgen über Dinge machen, die eintreten könnten. Dazu kommt es vielleicht gar nicht, doch die krank-

machenden Sorgen haben den Menschen trotzdem und unnötig gestresst.
Stress löst bekanntermaßen viele unterschiedliche Krankheiten aus, von Depressionen und Angstattacken bis hin zu körperlichen Auswirkungen. Achtsamkeit hilft, sich von den beunruhigenden Gedanken zu lösen.
Die Methode besteht darin, offen und gelassen alle auftauchenden Gedanken und Gefühle zu beobachten, aber nicht zu bewerten, und sie wieder loszulassen. Achtsamkeit bedeutet die vollständige Zuwendung zu dem, was tatsächlich hier und jetzt ist. Indem man in seinem Kopf einen unbeteiligten Beobachter installiert, distanziert man sich zugleich von dem, was dort gedanklich und emotional stattfindet.
Diese Technik kann man lernen. Anfangs mag es schwierig sein, aber wenn man immer wieder zum eigenen Atem zurückkehrt und damit sich von bedrängenden Gedanken und beängstigenden Gefühlen löst, gewinnt man zunehmend Ruhe und Gelassenheit.
Es gibt viele Meditationsmethoden und Achtsamkeitsübungen, z. B. im Yoga. Sie sind eine wichtige Unterstützung der geistigen Gesundheit.

Atemtechnik: Die tiefe Grundatmung

Gutes Atmen ist eine wichtige Voraussetzung für die gesunde Energieverteilung im Körper. Es gibt viele Atemschulungen. Wer regelmäßig Yoga betreibt und die Pranayama-Übungen macht, ist gut vorbereitet. Ich möchte Ihnen hier eine tiefe Grundatmung empfehlen, die morgens und abends in die üblichen Abläufe leicht zu integrieren und langfristig sehr wirkungsvoll ist.
Die Übung wird in gestreckter Position durchgeführt, entweder im Stehen oder nach dem Aufwachen noch im

Liegen. Man reckt und streckt sich und beginnt, durch die Nase maximal tief einzuatmen. Dann hält man drei bis vier Herzschläge inne und atmet anschließend mit leichter Lippenbremse so lange aus, bis keine Luft mehr in den Lungen ist. Dann tief einatmen, fast bis zur Schmerzgrenze, wieder Pause und tief ausatmen. Diese Atmung wiederholt man dreimal. Sie versorgt den Körper mit viel Lung und Lebensenergie und reichert alle Bereiche mit Sauerstoff an. Nach dem Aufstehen kann man die Übung im Stehen wiederholen.

Diese Übung macht man auch abends vor dem Schlafengehen, dann mit einer geringeren Intensität. Der Körper soll zwar gut mit Sauerstoff versorgt sein, aber nicht aktiviert werden, sonst könnte man Einschlafschwierigkeiten bekommen. Man atmet langsamer und weniger intensiv ein und aus, wobei das Luftvolumen aber nicht verringert wird.

5 Warum wir welche Krankheiten bekommen

Zu Beginn des Kapitels 2 »Was ist Gesundheit?« habe ich die Illustration »Über Physiologie und Pathologie« aus dem *Blauen Beryll* erwähnt. Der allegorische Baum zeigt den Menschen im gesunden und im kranken Zustand. Der linke Stamm stellt die psycho-physiologischen Aspekte eines geistig und körperlich ausgeglichenen Menschen dar, bei dem sich die drei Energieprozesse Lung, Tripa und Badkan in einem relativen Gleichgewicht befinden. Hingegen repräsentiert der rechte Stamm die pathologischen Aspekte. Sobald die genannten Energien aus dem Gleichgewicht geraten, manifestiert sich Krankheit.

Bevor ein Heilungsprozess eingeleitet werden kann, muss der Behandelnde klären, ob eine Krankheit heiße oder kalte Ursachen hat. Und er muss erkennen, zu welchem Konstitutionstyp sein Patient gehört und welche Energien aus dem Gleichgewicht geraten sind.

Heiße und kalte Krankheiten

Je nach ihren Ursachen ist eine Krankheit heiß oder kalt. Philosophisch betrachtet sind alle Erkrankungen kalt, denn sie entstehen aus einem Defizit. In der Praxis aber unterscheidet man zwischen kalten Krankheiten – mit einem Übermaß an Lung und/oder Badkan – und heißen Krankheiten – mit einem Übermaß an Tripa.

Wodurch Hitze entsteht

Hitze entsteht durch Tripa, »Galle«, die wiederum durch Wut hervorgerufen wird. Ohne Galle gibt es keine Hitze. Hitze-Krankheiten sind akut, sie entwickeln sich leicht und können im Extremfall schnell töten. Hitze entwickelt sich aus Infekten, Entzündungen, Verletzungen, Traumata und ungesundem Essen.

Bei den heißen Erkrankungen unterscheidet man zwischen zwei Kategorien: Es gibt ferne und nahe Ursachen.

Nahe Ursachen sind aktuelle Vorkommnisse: klimatische Einflüsse ebenso wie körperliche Überanstrengung, Unfälle und Gefahren oder eine falsche Ernährung.

Ferne Ursachen einer Hitzekrankheit entstehen in der Psyche des Menschen. Sie haben sich über einen langen Zeitraum entwickelt, z. B. aus Verblendung entstandene Wut (siehe den Abschnitt »Jeder Konstitutionstyp hat seine eigene Gefährdung« in Kapitel 5). Diese Wut facht immer wieder die vermehrte Produktion von Galle an, eine Hauptursache von Hitze.

Bei der fernen Ursache von Hitze haben wir es mit mentalen Blockaden zu tun, die sich langfristig zu einer kalten Krankheit entwickeln. »Wenn Hitze alt wird, kann sie in Kälte übergehen.« Das ließe sich so übersetzen: Aus einer akuten Erkrankung kann eine chronische werden.

Aber auch der umgekehrte Fall existiert: »Wenn Kälte alt wird, kann sie in Hitze übergehen.« Mit anderen Worten: In einem dauerhaft defizitären, unterversorgten Bereich kann sich eine Entzündung entwickeln.

Eine akute Erkrankung hat einen schnell fortschreitenden Verlauf. Anzeichen können ein öliges Gesicht, Durchfall, strenger Geruch, flüssiges Sputum (Auswurf) beim Husten und stark verflüssigtes Blut sein. Regelmäßiges Kennzeichen einer Hitze-Erkrankung ist Fieber, das durch die übermäßige Einnahme von Lebensmitteln mit warmen Eigenschaften (Fleisch, Wein, Sirup usw.) sowie stark scharfem, saurem oder salzigem Geschmack noch verstärkt wird.

Umfassende Anamnese

Das Wissen, ob eine Krankheit heiß oder kalt ist, hat für die Behandlung elementare Bedeutung. Neben den genannten äußeren Merkmalen zieht der Arzt bei der Anamnese noch weitere Aspekte in Betracht, um Hitze und Kälte zu unterscheiden: Was hat die Krankheit ausgelöst? Wie lassen sich die Lebensbedingungen des Patienten beschreiben? Zu welcher Jahreszeit, an welchem Aufenthaltsort tritt die Krankheit auf? Auch Körpertyp, Alter, die übliche Ernährung und der Zustand des Urins sind für die Diagnosestellung wesentlich.
Welcher Art sind die Spannungen, die mit der Krankheit einhergehen? Spannung ist als Verhärtung zu ertasten. Sie entwickelt sich aus einem Defizit. Es gibt gegensätzliche Formen von Spannung:

Die trockene, kalte Spannung ist zusammenziehend, sie bewegt sich von außen nach innen und ist eine Lung-Spannung. Ihre Behandlung verlangt Entspannung durch Beruhigung und Wärme.

Die Tripa-Spannung ist explosiv. Ihre Härte entsteht im Gegenteil aus einem Überfluss, einem zu hohen Druck wie bei einem zu voll aufgepumpten Reifen. Ihre Behandlung erfordert Druckreduzierung.
Außerdem gilt es auch zu ermitteln, wo und zu welcher Tageszeit die Schmerzen auftreten.

Die Bedeutung der Tageszeit für die Schmerzbehandlung

Schmerzen, die im Morgengrauen auftreten, verweisen auf Wind. Es sind kalte Koliken, die durch eine Gefäßverspannung bedingt sind, eine trockene Einengung der Gefäße. (Der Begriff »Kolik« wird hier im Sinn von »stechender Schmerz« verwendet.)

Tageskoliken deuten auf Galle-Aktivität hin, also auf Hitze-Ursachen. Galle rauht die Gefäßwand auf, die dicker wird und den Blutdurchfluss erschwert.

Abendliche Koliken entstehen aufgrund von Schleim. Sie basieren nicht auf Gefäßverengung, sondern auf zu viel gestautem Wasser, das von außen auf die Gefäße drückt.

Entsprechend wird behandelt. Eine Windkolik behandle ich mit Wärme. Eine abendliche Kolik, die durch eine Flüssigkeitsstauung bedingt ist, therapiere ich, indem ich den Stau manuell beseitige. Die Kolik verschwindet dann schnell.

Bei einer galligen Kolik wäre eine Wärmebehandlung für den Patienten natürlich verheerend. Sie erfordert im Gegenteil Hitzereduzierung. Bei heißen Schmerzen helfen kalte Kompressen, eine kühle Dusche oder sogar ein kühles Bad.

Deswegen lautet eine Grundregel des Heilers: Erforsche erst, ob die Kolik heiße oder kalte Ursachen hat. Das ist nicht immer einfach, da Hitze und Kälte manchmal ähnliche Anzeichen aufweisen.

Wie schwierig Hitze und Kälte als Krankheitsursachen voneinander abzugrenzen sind, zeigen das nachfolgende Beispiel der Divertikulitis und in noch viel stärkerem Maß Krankheiten, bei denen Hitze und Kälte nebeneinander existieren (siehe die Abschnitte »Kälte vermischt mit Hitze: Rheumatismus« und »Kälte im Kampf gegen Hitze: die Tumorentwicklung« in Kapitel 7).

Bei der Divertikulitis herrscht wegen einer mehr oder weniger ausgeprägten Entzündung im Darm eine heiße Spannung. Um Schmerzen zu vermeiden, nimmt man eine gewisse Schonhaltung ein. Dadurch entsteht um diese Stelle herum ein Defizit, mit der Folge, dass sich der Mensch dort verspannt. Jetzt entsteht hier eine kalte Situation. Heiß und kalt schichten sich aufeinander. »Wenn Hitze alt wird, kann sie in Kälte übergehen. Wenn die Kälte alt wird, kann sie in Hitze übergehen.«

Jedes Mal muss individuell betrachtet werden, an welcher Stelle im Erkrankungsprozess man sich gerade befindet. Puls-, Zunge-, Augen- und Urinbetrachtung helfen bei der Analyse.

Die Divertikulitis ist ein gutes Beispiel, um die unterschiedliche Sichtweise von Schulmedizin und Tibetischer Medizin zu veranschaulichen: Die Schulmedizin geht davon aus, dass eine Infektion zugrunde liegt, und behandelt mit Antibiotika. Abgesehen davon, dass Antibiotika nicht immer zielgenau die krankheitsverursachenden Bakterien treffen (siehe das Praxisbeispiel im Abschnitt »Diagnoseverfahren und Behandlungsprinzipien« in Kapitel 1), stellt die Tibetische Medizin die Diagnose »Infektion« grundsätzlich als Krankheitsursache in Frage.

Für sie liegt die Ursache eine Schicht tiefer, nämlich in der »Galle«, womit nicht der Gallensaft, sondern die Gallen- bzw. Tripa-Energie gemeint ist. Diese kann eine Infektion nach sich ziehen. Die Infektion selbst kann aber nie primäre Ursache sein.

Man kann die Infektion mit Antibiotika behandeln und sogar beseitigen, aber nicht die Ursache. Solange »Galle« vorherrscht, kann die Infektion sich jederzeit wieder entwickeln. Diesen Prozess habe ich am Beispiel des Patienten, der zuerst eine Ohrspeicheldrüsenentzündung, dann eine Divertikulitis hatte, ausführlich dargestellt (siehe den Abschnitt »Diagnoseverfahren und Behandlungsprinzipien« in Kapitel 1).

Behandlung von Hitze

In den Heilungsprozess sind die Bereiche Ernährung, Lebensweise, innere und äußere Anwendung einzubeziehen. Bei heißen Erkrankungen sollte nach Möglichkeit gefastet oder die Nahrung reduziert werden. Dabei ist darauf zu achten, nur Nahrungsmittel zu sich zu nehmen, die Tripa reduzieren.

Das *Gyüshi* empfiehlt, sich in einer kühlen, angenehmen und luftigen Gegend in der Nähe eines Ufers und umgeben von geliebten Menschen aufzuhalten, sich nur mäßig anzustrengen und bequeme Kleidung zu tragen. Beruhigende Kräuter, Schwitzen (Abkühlung durch Hitzeabgabe über die Poren), kühlende Kompressen (Linderung von stechenden Schmerzen), kühlende Duschen und Bäder sowie Moxibustionen zur Abgrenzung von Hitze sind ebenfalls hilfreich (siehe den Abschnitt »Äußere Anwendungen« in Kapitel 8).

Im Anhang finden Sie eine umfangreiche Liste mit hitzereduzierenden Heilpflanzen (siehe den Abschnitt »Mittel der Tibetischen Kräutermedizin« im Anhang).

Behandlung von Kälte

Zur Behandlung von Kältekrankheiten – »kalten Nieren« – sind wärmende Maßnahmen angezeigt: warme Bäder, Moxibustion, wärmende Speisen (siehe »Nahrungsmittel, die Lung und Badkan reduzieren«), wärmende ätherische und Massageöle, wärmende Heilkräuter (siehe Listen im Anhang: »Hilfreiche Pflanzen bei Lung-Krankheiten« und »Hilfreiche Pflanzen bei Badkan-Krankheiten«).

Eine wirksame Rezeptur gegen »kalte Nieren« stammt von meinem Lehrer Schimit-Dorschi Dugarov (siehe Rezept Nr. 2 in Kapitel »Tibetische Kräutermedizin heute«).

Wärme sollte auch auf emotionaler Ebene zugeführt werden: durch Zuneigung, freundliche, liebevolle oder sexuelle Berührungen. Emotionale Wärme schenken auch Haustiere. Diese Erkenntnis hat dazu geführt, dass etwa Altenheime dazu übergehen, Katzen oder andere kleine Tiere zu halten.
Eine besondere Bedeutung kommt der Fleischbrühe zu, da in ihr alle essenziellen Aminosäuren aus dem intrazellulären Wasser herausgezogen sind. Eine so gehaltvolle Brühe provoziert den Körper zu Aktivität. Für Lung-Menschen mit reduzierter Lebensenergie ist Brühe ein Impuls, um die Lebensenergien anzuregen.

Aus dem gleichen Grund ist Fleischbrühe für Tripa-Menschen nicht zu empfehlen. Sie würde die ohnehin starke Hitze noch steigern und so letztlich zu einer Energiesenkung führen. Zu starke Hitze ermüdet Tripa-Menschen. Aber auch im Fall der »kalten Nieren« (Kältekrankheiten) gilt es zu differenzieren. Bei einem Tripa-Typ, bei dem oben Hitze herrscht, das Becken bzw. die Nieren aber kalt sind, würde ich zwar nicht mit Brühe, aber mit Eingrenzungs-Moxibustion behandeln, um die Grenze zwischen Heiß und Kalt zu markieren und die Nieren zu aktivieren. Bei Kälteschmerz verwenden wir Wärme, um die Gefäße zu erweitern.

Jeder Konstitutionstyp hat seine eigene Gefährdung

Jeder Konstitutionstyp ist durch sein Hauptelement besonders gefährdet, weswegen dieses gleichzeitig auch als sein geistiges Gift betrachtet wird. Beispielsweise sollte ein Tripa-Typ alles meiden, was Tripa in ihm noch weiter erhöht. Das gilt für seine gesamte Lebensführung, für seine

Gedanken und sein Verhalten ebenso wie für seine Ernährung. Es gibt eine dynamische Wechselbeziehung zwischen Geisteshaltungen und physischen Störungen.

Der Tripa-Typ bezieht seine Hauptenergie aus dem Feuer-Element. Seine Gefährdung besteht darin, dass *Wut* und Hass die Feuerkraft noch erhöhen und umgekehrt bei zu viel Feuer Wut und Hass überhandnehmen. Körperlich betroffen sind vor allem Leber und Gallenblase. Das Geistesgift ist die heiße Wut, der Hass, die Aggressivität.
Tripa-Störungen gehen meist mit Fieber einher und äußern sich u. a. in akuten Entzündungen oder Infekten, Furunkeln und anderen eitrigen Hautproblemen, Augenentzündungen, Hitzeempfindungen und Schweißausbrüchen.

Der Lung-Typ wird durch das Wind-Element bestimmt. Sein Geistesgift ist die *Gier*, die Genusssucht. Sie gilt als Ursache von Lung-Störungen und schlägt sich körperlich vor allem im Bereich der Geschlechtsorgane nieder. Betroffen sind auch die »Windorgane« Lunge und Dickdarm.
Lung-Störungen äußern sich u. a. in Schwindel, Tinnitus, Spannungskopfschmerzen, verspanntem Nacken und HWS-Syndrom, Konzentrationsstörungen, Bluthochdruck, vegetativer Dystonie und chronischen Darmstörungen wie Verstopfung, Durchfall oder Reizdarm, Schlafstörungen, Depression, Nervosität, Ängstlichkeit und Durchblutungsstörungen.

Der Badkan-Typ ist durch Schleim, die Verbindung von Erde und Wasser, konstituiert. Nehmen die Elemente Erde und Wasser in ihm zu, ist besonders das Gehirn gefährdet. Das Geistesgift ist für ihn die *Verblendung*, die träge und schwer auf dem Geist liegt und die Gedanken trübt.

Badkan-Störungen äußern sich u. a. in dauerhafter Schwäche, Kraftlosigkeit, Müdigkeit, Ödemen, verschleimten Bronchien, chronisch verstopften Nasennebenhöhlen, chronischem Husten, Bronchialasthma, Übergewicht und geistiger Stumpfheit.

Aus diesen drei geistigen Giften entstehen verschiedene Symptome. Wenn das konstitutive Element (tibetisch: Nyepa, Sanskrit: Dosha) aus dem Gleichgewicht kommt, entstehen Symptome, die auf dieses physiologische Gift zurückgehen. Wenn beispielsweise Galle aus dem Gleichgewicht gerät und überhandnimmt, bekommen wir gallige Symptome. Ein Wind-Ungleichgewicht ruft Windsymptome hervor usw.

Die drei Nyepas können aufgrund von jahreszeitlichen und anderen störenden Einflüssen aus dem Gleichgewicht geraten, besonders auch durch Ernährung und Verhalten. Dann entsteht Krankheit.

Es gibt Krankheiten zu den eigenen Konstitutionselementen und solche zu fremden. Allerdings kommt der reine Typ kaum vor. Ich möchte meine Leser an dieser Stelle ausdrücklich darum bitten, die Typologie immer nur als Annäherung zu betrachten und die folgenden Darstellungen zu den Krankheiten des eigenen Typus Tripa, Badkan und Lung sowie zu Mischerkrankungen als das zu sehen, was sie sind: Beispiele aus einer unendlichen Bandbreite von Kombinationen. Denn jeder Mensch ist einzigartig.

Krankheiten durch eigene »Gifte«: Wenn die Grundenergie zu stark wird

Lung: Stress als Wirbelwind

In der Tibetischen Medizin heißt es: »Der Wind ist für alle Krankheiten verantwortlich.« Und für den Therapeuten gilt immer: »Wenn du einen Patienten untersuchst, beobachte den Wind und lass ihn nicht aus den Augen.«

Der Lung-Typ wird durch Wind leicht krank. Wind ist seine treibende Energie; sein Brennstoff ist das »Gas«. Da Gas flüchtig und leicht ist, wird es schnell verbrannt, und je mehr Gas da ist, desto schneller und kraftvoller brennt es. Mit anderen Worten: Wird einem Menschen, der ohnehin über Wind angetrieben wird, durch Stress noch mehr Wind zugeführt, dann überlastet sich sein Triebwerk. Stress bedeutet immer: Das Ventil wird bis zum Anschlag aufgedreht. Es kommt zu einer enormen Zufuhr von Gas mit den Folgen der Austrocknung und Erkaltung.

Andererseits kann es auch zur Explosion kommen: Der Mensch verliert den Boden unter den Füßen, er hebt ab. Und hier befinden wir uns im psychischen Bereich: Ein Lung-Typ hat eine große Gefährdung im Nervensystem und im Bereich der Emotionen. Wenn er dieses System mit seinem eigenen Kraftstoff überfordert, dann gerät das emotionale System aus dem Gleichgewicht und ist nicht mehr im Einklang mit Erde und Feuer. Der Mensch verliert körperliche Wärme. Die Folgen: eine starke Depression mit Gewichtsabnahme, bodenlose Traurigkeit, eingefallene Augen, ein düsteres Aussehen, Kälteempfinden, der Wunsch, sich warm anzuziehen, sich in eine dunkle Höhle zurückzuziehen.

Was sind nun aber die Wind verstärkenden Auslöser? In erster Linie ist hier an Stress in jeder Form zu denken: Der

Lung-Typ ist ein leidenschaftlicher Mensch mit der Neigung zu Abhängigkeiten, etwa von der Arbeit. Dann ist er ein *Workaholic*, getrieben von ständigem Gewinnstreben, er jagt hinter Rekorden her und will immer mehr verdienen. Es gibt auch andere Abhängigkeiten: Alkoholismus, Spiel- und Sexsucht. Süchte sind anstrengend und führen zu Überlastung, Herzinfarkt, Übermüdung, Burnout, degenerativen Veränderungen und Zusammenbruch.
Herzprobleme beim Wind-Typ stehen in einem engen Zusammenhang mit der Depression, die auch »Kälte des Herzens« genannt wird. Eine Herzbehandlung muss in diesem Fall immer eine Wärmebehandlung im Herzbereich sein: mit Akupunktur und Moxibustion.
Depressive Menschen werden schulmedizinisch mit Antidepressiva behandelt, aber die Hauptsache bekommen sie nicht: Wärme. Sie brauchen emotionale Wärme und Freude. Die Erwärmung kann therapeutisch auf verschiedenen Ebenen erreicht werden: physisch, emotional, vielleicht auch durch Auflösung von muskulären oder mentalen Blockaden und durch wärmende Nahrung.
Der Lung-Patient muss immer ernährt werden, als ob man ihn mästen wollte. Man stelle ihn sich vor als jemanden, der aus dem Kerker kommt: ein hungriger, unterernährter Mensch, der lange nicht gegessen hat. Man muss ihn mit warmen, öligen, weichen, nahrhaften Substanzen aufbauen. Er braucht Fettpolsterungen. Seine Gewebe, die trocken und kalt sind, müssen wir zurückverwandeln in weiche, feuchte und elastische Gewebe.
Physiologisch sind besonders die Wind regulierenden und Wind produzierenden Organe betroffen: Lunge und Dickdarm, natürlich auch Herz und Leber. Der Körper ist ja ein zusammenhängendes komplexes System, aus dem einzelne Organe nicht isoliert werden können.
Historisch ist eine typische Wind-Erkrankung bei Lung-

Typen die Tuberkulose, die in extremen Stresszeiten auftaucht: im Krieg, in Gefangenschaft. Früher häuften sich die Tbc-Fälle unter Studenten während der Prüfungszeiten an den Universitäten. Diese Menschen haben Angst zu sterben, unterdrückt zu werden oder zu versagen. Sie sind ohnehin schon dünn, werden von einer starken Windböe gepackt und weggerissen.
Im Gegensatz zur selten gewordenen Tuberkulose ist Asthma heutzutage ein häufiges Krankheitsphänomen. Bei Erwachsenen ist es keine reine Wind-Erkrankung, sondern enthält auch gallige Elemente. Hier kann Wut eine Rolle spielen, und die Behandlung ist nicht ganz einfach. Bei Kindern hingegen, wo es meistens eine reine Wind-Erkrankung ist, habe ich Asthma schon oft erfolgreich behandelt.

Praxisbeispiel: Asthma eines Kindes

Eine sehr dicke Frau bringt eines Tages ihr sehr dünnes Töchterchen, ein achtjähriges Ballettmädchen, zu mir in die Praxis. Das Kind hat Asthma und benutzt ein ärztlich verschriebenes Spray, wann immer es tanzen muss und auch, wenn es nicht tanzt. Dieses Kind lebt quasi von dem Spray.
Nicht zu übersehen ist die psychische und physische Überlastung der Kleinen. Siebenmal in der Woche wird sie zum Balletttraining gebracht, und zusätzlich hat sie noch zweimal wöchentlich eine Theateraufführung. Das Mädchen ist ein Strich in der Landschaft, die Mama daneben ein Gebirge. Diese projiziert ihre eigenen unverwirklichten Träume von Zierlichkeit, Beweglichkeit und Tanz in das Töchterchen. Deswegen ernährt sie die Tochter nicht – im wörtlichen wie im übertragenen Sinn: Sie erlaubt ihr nicht, gut zu essen, schon gar nichts Süßes. Das Kind soll ja eine Ballerina sein. Die Mutter nimmt es auf sich, die Tochter täglich zu begleiten. Was tut man nicht alles für seine Kinder!
Aber ich denke: Dieses Kind wird misshandelt. Zwischen den

alltäglichen Anstrengungen darf es nicht zur Ruhe kommen. Es muss den Traum der Mutter leben, Primaballerina zu werden. Kinder mit einem solchen familiären Hintergrund beginnen früh, in der Disziplin zu trainieren, die ihre Eltern sich für sie erträumt haben, oft mit drei, vier Jahren. Wenn sie dann acht sind, wie diese kleine Ballerina, haben sie starkes Asthma. Fast kann man von einem chronischen Zustand sprechen.

Ich bitte die Mutter, das Mädchen eine Woche lang nicht trainieren zu lassen und sie stattdessen mit süßem Brei und anderen Leckereien zu verwöhnen. Die Mutter ist irritiert. Sie möchte sich nicht solche Umstände machen, und sie will schon gar nicht, dass das Training unterbrochen wird. Sie ist wie eine Walze, die alles platt macht. Sie wringt aus der Tochter die letzte Energie heraus. Wie kann das Kind unter solchen Umständen noch atmen?

Die Kleine ist zutiefst traurig und verängstigt, aber sie weiß es nicht. Wenn man sie fragt, was sie am liebsten macht, antwortet sie spontan: »Tanzen.« Natürlich, sie ist begabt und sie kennt ja nichts anderes. Würde man es ihr ersatzlos wegnehmen, entstünde ein Vakuum. Die Gleichung »Du und das Ballett, ihr seid eins« ist ihr tief eingepflanzt. Zudem gehen von der Mutter starke erpresserische Impulse aus: »Wenn du nicht mehr tanzt, werde ich krank.«

Immerhin gelingt es mir, die Mutter davon zu überzeugen, dass das Kind mindestens eine zweiwöchige Pause braucht, in der nicht getanzt wird. Ich verordne eine nährende, wärmende Kost mit viel Grießbrei.

Und tatsächlich: Bereits nach der ersten Woche lässt das Mädchen das Spray weg und atmet normal. In der zweiten Woche ist sie ohne Asthmaanfall, obwohl sie seit sieben Tagen kein Spray mehr benutzt hat.

Aber das Dilemma dieses Kindes ist wahrscheinlich nicht zu lösen. Sie nimmt das Balletttraining nach der Behandlung wieder auf, und da die Mutter ihren Ehrgeiz und ihre Projektion weder

erkennt noch aufgeben kann, wird das Kind erneut dem alten Drill unterworfen. Ich habe es nach der zweiwöchigen Behandlung nicht mehr wiedergesehen, fürchte aber, dass das Asthma zurückgekommen ist.
Das extreme energetische Ungleichgewicht in diesem Fall ist ein Abbild des familiären Ungleichgewichts. Dicke Mütter haben nicht zwangsläufig dicke Töchter, es gibt auch das Gegenteil. Betrachtet man eine Familie als einen Organismus, findet man darin eine innere Logik, die den Ausgleich sucht: Der eine ist dick, also wird der andere dünn – je nachdem, welcher Platz in der Familie frei ist und besetzt werden muss.
Im hier geschilderten Fall handelt es sich um eine Spaltung zwischen fettem Mama-Berg und fadendünner Tochter. Beide zusammen könnten eine harmonische Einheit ergeben, wenn die Gewichte sich anders verteilen würden und der aufgeblähte, auf die Tochter projizierte Ehrgeiz in vernünftigere Bahnen gelenkt würde.

Dabei ist die Behandlung von Wind-Erkrankungen beim Lung-Typ wirklich nicht schwer. Die typologische Behandlung stellt keine großen Anforderungen. Alles, was der Wind-Typ braucht, ist eine bessere Ernährung, Zuwendung, (psycho-emotionale) Wärme, Zeit zur Entspannung, Erholung. Unterstützung bieten wärmende Kräuter, Gewürze und Essenzen wie Holunder, Kampfer, Kümmel, Sesam und Muskatnuss. Verzichten sollte man auf herbe, scharfe Geschmacksrichtungen und auf Minze. Äußerlich hilfreiche Anwendungen sind sanfte Massagen mit warmen Ölen, bei Erwachsenen auch der ayurvedische Shirodhara (Stirnguss) oder die Hot-Stone-Therapie (siehe dazu den Abschnitt »Äußere Anwendungen« in Kapitel 8).

(8) *Auslöser von Lung-Störungen*

Folgende Ernährungs-, Verhaltensweisen und Umstände begünstigen Lung-Krankheiten und sollten insbesondere von Lung-Typen gemieden werden:

Ernährung: rohe Nahrungsmittel mit bitterem, scharfem Geschmack

Verhalten: lange Schlaflosigkeit, lange Zeit nicht essen, sich dem Wind aussetzen, übermäßige sexuelle Aktivität, Durchfall, starkes Erbrechen, starker Blutverlust, Zurückhalten von Urin und Stuhl oder erzwungenes Urinieren und Stuhlgang, übermäßige sinnliche Vergnügungen

Symptome einer Lung-Störung allgemein

- »leerer« Puls (verschwindet unter Druck, taucht gelegentlich auf)
- bläulicher, klarer Urin
- zusammenziehender Mundgeschmack
- Schlaflosigkeit
- Schwindel
- Unruhe, Konzentrationsmangel
- Tinnitus
- rote, trockene, rauhe Zunge
- Zittrigkeit, Hautprickeln
- schmerzende Gelenke, akute oder diffuse Schmerzen an verschiedenen Körperstellen
- Schwierigkeiten, die Glieder zu strecken
- Blähungen, Würgen

Symptome eines Lung-Überschusses

- Durchfall
- Gewichtsverlust
- dunkler werdende Gesichtshaut
- Vorliebe für Wärmendes
- Schüttelfrost

- Blähungen, unregelmäßiger Stuhlgang, gelegentliche Verstopfung
- Schwindel, Schlaflosigkeit
- Schwatzhaftigkeit

Symptome eines Lung-Mangels

- Energiemangel
- schlechtes Gedächtnis
- Desinteresse am Sprechen
- Verdauungsprobleme
- körperliches Unwohlsein
- Verlust an Körperwärme

Tripa: Wut als Feuersturm

Die Gefährdung des Tripa-Typs liegt in der Hitze, seine Geistesgifte sind Wut und Hass. Wenn er seine Gedanken, seine Impulse nicht kontrolliert, wächst das Feuer in ihm und entwickelt verzehrende Kräfte. Auf körperlicher Ebene spielen Galle, Fette und Cholesterin eine Rolle. Die wiederum werden befeuert durch Alkohol und scharfe, saure und salzige Lebensmittel.

Der Tripa-Typ neigt zu Machtstreben, das durch unsere Gesellschaft noch gefördert wird. Früh lernen wir: Wenn man mächtig ist, sitzt man am längeren Hebel; wenn nicht, ist man nichts. Galle-Typen möchten mächtig sein. Wenn sie keine Position besitzen, wissen sie nicht, wie sie mit den Machtwünschen umgehen sollen. Sie fragen sich immerzu: Warum bin ich nicht dies und warum nicht das geworden? Sie können die Hitzekraft in sich nicht effektiv verteilen, sondern verzehren sich in Zorn und Ungeduld. Sie trinken viel Kaffee und Alkohol, essen scharf und tun alles, um weiter auf Hochtouren zu laufen. Das hilft ihnen in ihrem alltäglichen Lebenskampf. Immer wieder wollen sie den Kampf gewinnen, z. B. im Beruf. Aber sie übertreiben und vergrößern dabei das sie beherrschende Element. Diese Abhängigkeit führt zu Krankheit. Der Feuer-Typ entwickelt leicht Bluthochdruck und Spannungszustände im Körper, besonders im Kopf, am Herz und im Gefäßsystem. Durch die permanent kreisende Hitze trocknen die Gefäße aus, und irgendwann kommt es zu Herzinfarkt oder Schlaganfall und vielen anderen Austrocknungsfolgen.

Aber wenn Tripa-Typen den Zusammenhang erkennen und lernen, ihre Kraft und ihr Machtstreben umzulenken und methodisch einzusetzen, können sie Bluthochdruck, Herz-Kreislauf-Erkrankungen mit späterem Herzinfarkt sowie Hauterkrankungen wie Neurodermitis und Psoriasis verhindern.

Die Therapie sucht den Ausgleich auf zwei Wegen. Zum einen kann man die zu stark gewordene Energie durch eine gegenteilige reduzieren – im Fall des Tripa-Typs lässt sich durch die Zugabe von Erde und Wasser eine Austrocknung verhindern –, zum anderen kann man auch die vorherrschende Substanz – Feuer – reduzieren.

Diese Therapie ist die reinste Kunst. Ganz langsam reduzieren wir das Hauptelement und gleichen die drei Energieebenen, die Nyepas, allmählich aus, indem wir die anderen Elemente behutsam stärken. Mit verschiedenen äußeren und inneren Anwendungen, mit Disziplin und der richtigen Ernährung wird der Körper dazu gebracht, diese schwierige Umstellungssituation besser zu verkraften und die anfänglichen Nebenwirkungen abzuschwächen. Er muss sich an eine Situation anpassen, in der die Elemente neu gemischt werden.

Erstverschlimmerung

Hierbei lässt sich oft eine Erstverschlimmerung beobachten. Patienten erleben nach Therapiebeginn einen plötzlichen Energieverlust und fühlen sich merkwürdig kraftlos. Wie ist das zu erklären? Nicht selten unterstützen Menschen ihr vorherrschendes Element, besonders wenn sie in einer beruflich exponierten Stellung sind. Anstatt sich zu harmonisieren und den Feueranteil in sich zu reduzieren, erhöhen Tripa-Menschen diesen noch. Folglich erlebt ein Patient, bei dem zu Beginn der Therapie das Feuerelement reduziert wird, einen deutlichen Kräfteabfall. Irritiert stellt er fest, dass er nichts mehr machen will, nicht einmal mehr Lust hat zu sprechen. Dann stellt er die Therapie in Frage: Was passiert denn da mit mir? Nun, die Therapie hat seinen künstlich aufgeblähten Hauptmotor gedrosselt und ihm den Kraftstoff reduziert, der zuvor in zu großer Menge verbrannt wurde.

Praxisbeispiel für Erstverschlimmerung: Erschöpfung, Hitzewallungen, Schmerzen

Eine sechzigjährige Frau sucht mich auf. Sie leidet unter so starkem Stress, dass sie kurz vor einer Angina pectoris steht. Obwohl die Menopause hinter ihr liegt, plagen sie Hitzewallungen, die offensichtlich von zu viel Galle herrühren. Dass diese Frau ein Tripa-Typ ist, lässt sich unschwer erkennen.
Sie ist Beraterin in Großunternehmen, wo sie Führungskräfte coacht. Ihre Aufgabe besteht darin, Managern zu zeigen, wie sie ihre Mitarbeiter motivieren können. Wenn sie in eine solche Runde von großen Egos kommt, muss sie bei jedem Auftritt durch ihre Ausstrahlung zeigen, dass sie der Boss ist. Das kann sie. Aber über die Jahre wird dieses Alphatier müde. Sie kann durchaus noch ihre Rolle spielen, sie funktioniert weiterhin. Aber

ihre Gelenke tun weh, ihr Hals ist verspannt, die Augen sind schlechter geworden, ihre Schultern bewegen sich nicht mehr. Ihre Füße tun weh, da sie wie Krallen sind: völlig verspannt und steinhart.
Ihr Beruf erfordert das Kunststück, sich einerseits als Alphatier darzustellen, andererseits darf sie dabei nicht zu aggressiv vorgehen. Sie muss sich also gleichzeitig immer bremsen. Daher rühren Stagnation und Müdigkeit.
Therapeutisch gehen wir mit äußerlichen Anwendungen vor, indem wir durch manuelle Therapie und Osteopathie die Schultern der Frau entspannen. Ihre Ernährung wird umgestellt. Sie soll auf scharfe, pikante Nahrungsmittel, auf Eingelegtes, Geräuchertes und Eiweißreiches verzichten, kurzum auf beinahe alles, was sie mag.
Auch im Hinblick auf ihre Lebensweise besprechen wir hilfreiche Veränderungen: Ihre privaten und beruflichen Beziehungen fährt sie zurück, nimmt kaum noch Einladungen zum Lunch, Abendessen etc. an. Hat sie zuvor oft noch nach der Arbeit ihre Abende in geselliger Runde verbracht, soll sie nun die Ruhe zu Hause oder in ihrem Hotelzimmer vorziehen.
Dies ist zunächst ein entscheidender Eingriff in ihre Lebensqualität. Dabei unterstütze ich sie medikamentös mit entsprechenden Arzneien wie Padma 28 (siehe den Abschnitt »Innere Anwendungen« in Kapitel 8) und anderen Mitteln, die den Blutdruck senken, die Gefäße weicher machen und nicht nur Feuer, sondern auch Wind beruhigen.
Mit solchen Maßnahmen gelingt es mir, die Patientin wesentlich ruhiger zu machen. Wir können Angina pectoris und Herzinfarkt vermeiden und verhindern, dass ihr »der Kopf platzt«. Metaphorisch gesprochen, senken wir die zu hohe Latte, die sie sich in ihrem Leben gelegt hatte. Diese zu hoch gelegte Latte ist der Grund für die beginnende Krankheit. Sie war immer schon als Problem da, aber nun ist die Zeit gekommen, in der der Körper den Belastungen nicht mehr standhält: Die Gefäße sind brüchig

geworden und die Gewebetoleranz ist gesunken. Durch die Therapie werden Dichte und Spannung entfernt und dem Körper Elastizität und Feuchtigkeit zugeführt.
Die Folgen meiner Behandlung sind dramatisch: Die Frau wird so müde, dass sie geradezu in sich zusammenfällt. Sie sieht nicht mehr gut, kann ihre Stimme kaum noch erheben, kann sich selbst nicht mehr dominant darstellen. Sie fühlt sich kränker als zuvor und beschwert sich: »Was haben Sie mit mir gemacht? Früher hatte ich nur Schulterschmerzen und der Kopf pulsierte manchmal. Jetzt habe ich keine Kraft mehr, fühle mich wie zerschlagen, habe zu nichts mehr Lust.«
Für die Patientin ist diese Reaktion eine (Erst-)Verschlimmerung, ich als Therapeut sehe darin allerdings eine Verbesserung. Durch die therapeutischen Maßnahmen wurde sozusagen das Ventil zurückgedreht. Zu viel Gas hatte zuvor die Flamme genährt und zu viel Ruß entwickelt. Um in diesem Bild zu bleiben: Da wir die Flamme unter dem Kessel zurückgedreht haben, kann die Suppe länger im Kessel köcheln. Bei zu hoher Flamme würde sie innerhalb kürzester Zeit einbrennen. Jeder weiß aber: Eine angebrannte Suppe lässt sich nicht mehr auslöffeln. Durch die Energiereduktion verlängern wir also die Existenz der Suppe.
Die Frau lernt ihre Müdigkeit übrigens bald als Ausdruck einer neuen Ausgeglichenheit zu schätzen. Sie stellt fest, dass sie auch mit weniger »Umdrehungen« sehr gut funktioniert. Dank ihrer routinierten Erfahrung und ihrer Klugheit kann sie sogar bei halbiertem Energieeinsatz gleiche Leistungen erbringen. Ihre Füße entspannen sich und tun nicht mehr weh, ihre Bewegungen werden weicher. Die Frau ist immer noch in der Lage, wie eine Raubkatze zu springen, aber diese Bereitschaft ist kein Dauerzustand mehr. Sie empfindet nicht mehr permanenten Stress, sondern lernt, weicher zu sein.

Auslöser von Tripa-Störungen

Folgende Ernährungs-, Verhaltensweisen und Umstände begünstigen Tripa-Krankheiten und sollten insbesondere von Tripa-Typen gemieden werden.

Ernährung: scharfe, ölige, stark riechende Nahrungsmittel (Zwiebeln, Knoblauch), schweres Essen mit wärmender Wirkung wie Fleisch, außerdem Alkohol

Verhalten: körperlich anstrengende Aktivitäten, insbesondere plötzlich nach langem Ruhen oder bei Hitze; Ärger, Zorn

Symptome einer Tripa-Störung allgemein

- starker, klarer, schneller Puls
- rötlich-gelber, dampfender, stark riechender Urin
- saurer, bitterer Mundgeschmack
- ständiger starker Durst
- bleichgelber, klebriger Zungenbelag
- rötlich-gelbe Augen
- rötlich-gelber Teint
- rötlich-gelber Auswurf
- Durchfall
- Erbrechen von Blut und Galle
- wenig Schlaf nachts, viel Schlaf tagsüber
- Kopfschmerzen
- erhöhte Temperatur
- verstärktes Schwitzen mit starkem Körpergeruch
- schnell eiternde Abszesse und Furunkel
- gelbes Sehen
- gelb-, orange-, rotfarbene Träume

Symptome eines Tripa-Überschusses (zu starke Abbau- und Verdauungsprozesse)

- Durchfall
- Gelbfärbung von Augen, Haut, Urin, Stuhl

- häufige Hunger- und Durstgefühle
- erhöhte Körpertemperatur
- Schlafmangel

Symptome eines Tripa-Mangels
- verminderte Körpertemperatur
- dunkler werdende Hautfarbe

Badkan: Trägheit als Schlammlawine

Als geistige Ursachen für Badkan-Krankheiten gelten Trägheit, Unwissenheit und Verblendung.

Badkan-Typen haben es besonders schwer, denn sie stehen im Visier der Lebensmittelindustrie, die sie ununterbrochen mit Giften bombardiert. Zu ihren Risiken zählen Milch, Sahne, Zucker, raffinierte Lebensmittel, Geschmacksverstärker. Sie sollten sich vor Augen halten: Limonade- und Cola-Getränke sind speziell für sie erfunden worden, um sie mit ihrem hohen Zuckergehalt umzubringen.

Das Problem des Badkan-Typs: Einerseits ist ein kritischer Umgang mit diesen Gefährdungen dringend erforderlich. Er kann sich nur schützen, indem er sich bewusst macht: Zucker ist für ihn reines Gift. Andererseits will er das aber gar nicht wissen. Unwissenheit oder Bequemlichkeit gehen eine fatale Allianz ein. Er verschließt sich solchen Erkenntnissen, da sie ihm eine unbequeme Verhaltensänderung abverlangen würden.

Deshalb ist die Behandlung von Badkan-Problemen besonders hartnäckig und langwierig. Dabei steht viel auf dem Spiel. Es drohen Herzklappeninsuffizienz, auch Herzrhythmusstörungen und Diabetes mellitus, um nur einige schlimme Folgen zu nennen.

Das Badkan-Problem ist eines der Verschleimung. Ver-

stopfte Kanäle bewirken, dass Flüssigkeiten keinen natürlichen Ausweg finden und an den Stellen, wo sie nicht weiterkommen, zu Entzündungen führen.
Andererseits hat Wasser die Tendenz, hinabzufließen. Sind die Ausleitungsgefäße (z.B. die Kapillaren) verstopft, muss es einen anderen Weg finden. Es sickert unreguliert nach unten und verursacht schwere, dicke Beine.
Spannung bildet sich und blockiert die Kanäle. Bei einem Menschen, der sehr viel Wasser in sich hat, kommt es in allen möglichen Bereichen zu Wasserstau, Gewebeüberdehnung und Gelenküberlastungen mit entsprechenden Schmerzen. In einer zu feuchten Schilddrüse können sich Knoten entwickeln. Oder die Mandeln werden immer schleimiger. Die Tendenz zur Flüssigkeitsansammlung betrifft das Bauchfleisch ebenso wie die Bandscheiben. Sie werden weicher, flacher, können weniger halten und rutschen irgendwann heraus.
Die *Behandlung* ist schwierig, denn sie erfordert eine riesige Kraftanstrengung. Dazu gehört Gewichtsreduktion. Ernährungsmäßig entziehen wir dem Badkan-Menschen alle Geschmacksrichtungen, die Wasser und Erde enthalten, in jedem Fall Süßes. In einem zweiten Schritt entscheiden wir, von welchen Elementen er zu viel hat, entfernen die entsprechende Menge der Geschmacksrichtungen salzig und sauer und ersetzen sie durch scharfe Nahrung.
Gemäß einer alten Weisheit – »Wenn du zunehmen möchtest, trinke Wein, wenn du abnehmen möchtest, trinke Wasser mit Honig« – ist Wein (ebenso wie Bier) zu streichen. Nur Wasser mit kalt geschleudertem Honig ist erlaubt, da es den Drang nach Süßem stillt und zugleich das Gewebe strafft.
Veränderung ist unbequem, und der Badkan-Typ ist zunächst unzufrieden: Er soll auf seinen süßen Cappuccino,

auf Limonade, Bier und Wein verzichten und grünen Tee oder Honigwasser trinken? Das kann er nicht! Das sättigt und befriedigt ihn nicht. Jeder, der schon einmal versucht hat, dauerhaft abzunehmen, weiß, wie schwierig das ist.
Auch Bewegung ist wichtig. Aber wie schwer ist es, eine große träge Masse überhaupt erst einmal in Bewegung zu setzen! Und dann ist auch nicht jede Sportart die richtige, denn häufig sind bei Badkan-Menschen die Gelenke überlastet und müssen geschont werden. Schwimmen, Spazierengehen und Radfahren hingegen sind meist gute Möglichkeiten, sich zu bewegen.
Alle austrocknenden Maßnahmen sind hilfreich: schleimreduzierende Kräuter, Schwitzen, Hitze, ein gemäßigter Muskelaufbau, Akupunktur und Vibrationsbehandlung (siehe den Abschnitt »Mittel der Tibetischen Kräutermedizin« im Anhang).
Wir wollen diesen Menschen geistige Lebendigkeit geben, sie motivieren und auch ihre Sehkraft schärfen. Oft haben Badkan-Menschen verschleimte, wie mit Seife überzogene Augen, die sie daran hindern, das Leben in Farbe zu sehen. Durch die Zufuhr von Galle (Feuer) können wir ihnen diese Lebensfarbe wieder sichtbar machen. Mit Hilfe von Tropfen können wir ihnen dabei buchstäblich die Augen auswaschen. Schon eine klarere Sicht motiviert den Menschen zu mehr Bewegung. Das Wahrnehmen von grüner Natur setzt einen Impuls, dorthin zu gehen.
In der Tibetischen Medizin besteht die Therapie hier immer darin, an geeigneten Stellen Impulse zu Aktivität und Veränderung zu setzen, nicht jedoch darin, den Menschen durch Massagen in seiner Passivität verharren zu lassen.

Praxisbeispiel: »Chronische Bronchitis«

Eine Patientin, acht Jahre alt, erscheint mit ihrer Mutter in meiner Praxis. Das Mädchen hustet seit einem Jahr, trotz ärztlicher Behandlung und trotz Antibiotika-Einnahmen. Die Diagnose lautet »chronische Bronchitis«. Ich stutze. Wie, bitteschön, kann eine Achtjährige schon eine chronische Bronchitis bekommen haben?

Ich beginne behutsam meine Untersuchung, betrachte Zunge, Haut und Schleimhaut und ertaste die Dichte des Körpers sowie den Puls. Es handelt sich hier nicht um einen asthmatischen Husten. Ich entdecke keine Spannungen der Atemwege. Im Gegenteil: Das Kind hat einen wunderbaren Thorax, alles dort ist sehr gut, aber es gibt zu viel Wasser.

Bald schon fällt mir auf: Das Kind kann sich nicht schneuzen. Die Gründe hierfür werde ich noch erforschen. Doch zunächst einmal mache ich es auf seine Nase aufmerksam. Zeige anhand eines Schemas, wie sie funktioniert, wie man ausatmet und mit Druck Schleim nach außen befördert, eben: sich schneuzt.

Hier haben wir es also mit einer Schleim-Problematik zu tun. Wie Wasser im Wasserfall hat auch Schleim die Tendenz, nach unten zu sinken. Wo Schleim aber nicht durch die Nase oder durch Abhusten entfernt wird, rutscht er durch den Hals hinab in den Brustraum und belastet die Lunge.

Meine Hausaufgabe für Mutter und Tochter lautet also zunächst, dem Mädchen das Schneuzen beizubringen. Und tatsächlich verschwindet die »Bronchitis« nach wenigen Tagen.

Auslöser von Badkan-Störungen

Folgende Ernährungs-, Verhaltensweisen und Umstände begünstigen Badkan-Krankheiten und sollten insbesondere von Badkan-Typen gemieden werden.

Ernährung: bittere und süße Nahrungsmittel, Weizen, fetthaltige Nahrungsmittel, stark riechende Nahrungsmittel (Zwiebeln), zu wenig gekochte Nahrungsmittel, Milch,

viel kalte Flüssigkeit, übermäßige Nahrungsaufnahme zu unregelmäßigen Zeiten
Verhalten: am Tag schlafen, sich lange an feuchten Orten aufhalten, nicht warm genug gekleidet sein, zu lange in kaltem Wasser aufhalten, nach dem Essen ruhen

Symptome einer Badkan-Störung allgemein
- unklarer, »eingesunkener« Puls
- fast farbloser, kaum riechender Urin
- Schwierigkeiten, Geschmack wahrzunehmen
- bleiche Zunge und Zahnfleisch
- blasse Augen
- bleiches, leicht geschwollenes Gesicht
- Verlust an Körperwärme und Appetit
- Schmerzen in Magen, Becken und Nieren
- Schwindel
- geschwollene Füße
- tiefes Schlafen
- Durchfall, Erbrechen aufgrund schlechter Verdauungshitze
- übermäßiger Nasenschleim, klebriger Speichel
- träger Geist, schlechtes Erinnerungsvermögen
- allgemeine körperliche Trägheit und Schwere

Symptome eines Badkan-Überschusses (zu starke Abbau- und Verdauungsprozesse)
- körperliche Schwere und Kälte, allgemeine Schwäche
- schwerfälliges Gehen
- bleicher Urin und Teint
- Lethargie, Passivität
- schlaffe Gelenke
- übermäßiger Schlaf, Atembeschwerden
- viel Speichel

Symptome eines Badkan-Mangels
- Schwindel, Herzprobleme
- schlaffe Gelenke

Mischkonstellationen: Krankheiten durch fremde »Gifte«

Krankheiten, die ausschließlich aus dem eigenen »Gift« (der eigenen Grundenergie) bzw. einem einzigen »Gift« entstehen, sind eher die Ausnahme. Jeder Mensch ist anders und hat seine ganz eigenen Voraussetzungen. Die vielfältigsten Mischkonstellationen sind daher der Normalfall, sowohl im Hinblick auf die Typologie als auch auf die krank machenden Einflüsse. Im Folgenden werden einige Mischkrankheiten beispielhaft dargestellt.

Feuer-Typ mit Wind-Krankheit

Ein Tripa-Typ gerät in eine Wind-Situation, d. h., er erlebt gewaltigen Stress. Dieser Mensch hat sein ganzes Leben lang hart gearbeitet, fett gegessen und Cholesterin- und Blutdruckprobleme entwickelt. Magen, Zwölffingerdarm, Leber und Galle sind angegriffen. Die Gefäße sind durch Gallenkristallablagerungen und hitzebedingte Austrocknung vorgeschädigt. Sie sind brüchig und heiß. Ohne Wind kann der Zustand noch für eine gewisse Zeit erhalten bleiben, aber Stress führt zu Zusammenbrüchen.
Der Mechanismus von Arteriosklerose und Herzinfarkt passt in dieses Schema. Die arteriosklerotische Vorbelastung von Infarktpatienten ist gekennzeichnet durch Ablagerungen mit nachfolgender Gefäßverengung, Petechien (winzige Ausblutungen aus undichten Kapillaren), Herz- und Schulterschmerzen, einem verspannten Brustkorb, Angstgefühlen, die wiederum den Druck erhöhen und die

Blutversorgung des Herzens noch weiter stören ... Durch die Unterbrechung der Blutversorgung wird der Herzmuskel unterversorgt und geschädigt.
Für die Tibetische Medizin stellt sich dieser Prozess so dar, dass ein durch gallige Verhältnisse – z. B. Bluthochdruck – vorbelasteter Mensch in eine Wind-(=Stress-)Situation gerät, in der ein psycho-emotionaler Auslöser die Infarktreaktion hervorruft. Wäre der Mensch gesund, mit elastischen Gefäßen, könnte er den Stress ausgleichen.
Dieser Stress gleicht einem Tornado. Solange er über ein leeres Feld fegt, ist er nicht schädlich. Trifft er auf eine neue Betonmauer, kann dies ebenfalls glimpflich abgehen. Wenn er jedoch auf brüchige, trockene Mauern stößt, kann er diese pulverisieren. Ihre trockene Brüchigkeit allein würde sie nicht unbedingt zum Einsturz bringen, erst durch den aufgekommenen Wind werden sie zerstört.
Genauso verursacht Stress Krankheiten, die eigentlich schon lange – mehr oder weniger unbemerkt – da sind.

Praxisbeispiel: Gallenkolik

Ein Patient mit starken Bauchschmerzen erscheint in meiner Praxis. Die Untersuchung zeigt: Die Gallenblase ist sehr groß, der Bauchbereich extrem schmerzempfindlich. Offenbar hat der Mann Gallensteine, die ihm bislang keine Probleme bereitet haben. Nun aber sind sie in Bewegung geraten. Ich taste den Bauch ab. Das Gewebe ist sehr nachgiebig, so dass ich gezielt versuche, die Flüssigkeiten zu verschieben. Ohne diese Gewebetoleranz wäre das zu gefährlich. Dann wäre möglicherweise eine schnelle operative Entfernung der Gallenblase nötig und ich würde einen Notarzt rufen.
Da es aber keine Hinweise auf eine dringend erforderliche Operation gibt, versuche ich den Patienten zu entspannen, mit Akupressur und manueller Therapie. Auch setze ich chiroprakti-

sche und osteopathische Techniken ein, um die Spannung aus dem akuten Bereich ins Bein abzulenken. Der Krampf löst sich tatsächlich allmählich.
Während ich also den Mann vorsichtig behandle, kommen wir ins Gespräch. Was hat die akute Gallenkolik hervorgerufen? Es stellt sich heraus, dass der Mann durch einen kürzlich entdeckten Seitensprung seiner Frau völlig aus der Fassung geraten ist. Er ist gekränkt und wütend. Er kann sich einfach nicht vorstellen, dass seine Ehe durch das Fremdgehen seiner Frau so angreifbar ist. Das war in seiner Lebensplanung nicht vorgesehen, er kann es nicht akzeptieren. Er muss nur daran denken, schon »kommt ihm die Galle hoch«.

Wie behandelt man Gallenkoliken, bei denen eine Operation nicht unverzüglich nötig ist? Von der Ernährung her lässt sich der Zustand verbessern, indem man für zwei bis drei Wochen auf saure Nahrungsmittel verzichtet und diese durch süße ersetzt. Auch Eier, Salz, Fett und Schweinefleisch sind zu meiden. Man sollte nicht viel essen, möglichst immer kleine Portionen. Hilfreich sind süße Zitrusfrüchte, Ingwer, Äpfel und Safran. Hagebuttentee und Kräuter wie Ephedra unterstützen die Kur.
Eine Gallensituation ist immer eine Übersäuerung des Körpers, der man entgegenwirken muss. Wenn man von Übersäuerung spricht, meint man im Allgemeinen chemische Prozesse. Aber in der Tibetischen Medizin sprechen wir auch von zu viel Wind im System, von psychoemotionalen Prozessen, die Spannung und Entspannung bewirken. Nicht nur chemische Substanzen müssen entsäuert werden, sondern das gesamte Nerven- und Gefäßsystem.
Eine Übersäuerung betrifft sowohl die chemischen Eigenschaften von Flüssigkeiten als auch die Mechanik der Kanäle, in denen sie kursieren. Eine zu hohe Dickflüssigkeit

verschlechtert die Fließeigenschaften von Substanzen, andererseits beeinflussen zu schmale Rohre den Durchfluss. So müssen die Stoffwechselvorgänge auf der Ebene der Körperzellen und die Verhältnisse im Lymphsystem wiederhergestellt werden, und zwar manuell an der direkt betroffenen Stelle wie auch im ganzen Körper.
Gallensteine sind vor allem eine Tripa-Erkrankung. Dann sind sie scharfkantig und rot, gelb oder grün. Doch gibt es auch Lung-Gallensteine, die dunkel und trocken sind, und Badkan-Gallensteine von rundem, weißlichem, schleimigem Aussehen. In akuten Situationen sollte man komplett auf Nahrung verzichten oder sich dem Konstitutionstyp gemäß ernähren.

Praxisbeispiel: Divertikulitis

Ich erinnere hier noch einmal an den Mann, der von seiner Ohrspeicheldrüsenentzündung (Parotitis) so wunderbar geheilt wurde (siehe das Praxisbeispiel »Halbseitiger Kopfschmerz« in Kapitel 1). Dieser Patient sucht mich zwei Jahre danach erneut auf, diesmal mit einer Divertikulitis. Eine solche Entzündung von Divertikeln, also der kleinen Ausstülpungen im Darm, entsteht, wenn der Darm zu voll ist und der Nahrungsbrei so lange gegen die Darmwand drückt, bis er sie ausgebuchtet hat. In den Ausbuchtungen können sich Galle und Kot ablagern und vor sich hinfaulen. In einer ruhigen Situation passiert dabei nichts. Um die Kotmasse herum bildet sich etwas Schleim, und das Phänomen stört nicht weiter.
Kommt es jedoch durch Wind, also Stress, zu einer psycho-emotionalen Verschiebung, wirkt sich Galle auf die Hohlorgane aus, in diesem Fall auf den Darm. Toxine und Hitze entwickeln sich. Die Darmwand ist irritiert. Entweder entwickelt sich eine stärkere Peristaltik mit Durchfällen, oder der Darm verspannt sich und die Durchblutung der Darmwand wird dadurch unterbrochen.

Stress, Alkohol oder eine Tripa begünstigende Ernährungsweise können also den Darm erschüttern. Manchmal ist die Entzündung so stark, dass ein Durchbruch droht und Darmteile operativ entfernt werden müssen.
Bei diesem Patienten, einem Tripa-Typ, ist die Divertikulitis kein Zufall, sondern vorprogrammiert. Sie ist durch die gleichen entzündlichen Stauprozesse aufgrund eines galligen Zustands entstanden, die schon für seine Ohrspeicheldrüsenentzündung und seine Dauerkopfschmerzen verantwortlich waren.
Zunächst hat der Patient Beschwerden im linken Unterbauch. Bei einer hausärztlichen Untersuchung werden 23 000 Leukozyten nachgewiesen, die Sonographie ergibt eine Sigmadivertikulitis mit kleinem Abszess. Es folgt eine Einweisung ins Krankenhaus; dort wird der Patient mit Antibiotika behandelt. Da sich die Laborwerte nicht verändern, schlägt mein Patient selbst vor, das Antibiotikum zu wechseln. Zwar bessern sich daraufhin die Werte, sind aber immer noch nicht zufriedenstellend. Nach zwölf Tagen wird er entlassen und wendet sich an mich.
Die Entzündung ist nun nicht mehr akut. Ich behandle manuell und entspanne den Bauch. Sofort verschwinden die Schmerzen. Zusätzlich hält er eine Leberdiät und nimmt Padma 28. Zwei Tage bleibt er schmerzlos, dann ruft er an, da erneut Schmerzen aufgetreten sind. Sie sind aber anders als die vorigen Akutschmerzen und offenbar als Heilungssymptom zu deuten. Zwei Monate nach Diagnosestellung ist der Patient beschwerdefrei.
Diese Divertikulitis ist im Grunde genommen als ein Rückfall der früheren Erkrankung zu betrachten. Der Patient hat, nachdem seine mehrmonatigen Kopfschmerzen durch meine Behandlung verschwunden waren, seine alten Gewohnheiten unverändert weitergeführt, insbesondere regelmäßig Alkohol getrunken.
Die Divertikulitis ist die gleiche Reaktion auf seine ungesunde Lebensweise wie die Entzündung der Speicheldrüse zwei Jahre zuvor, nur äußert sie sich nun an einer anderen Stelle. Die

Ursachen für die Entzündung sind Stress und eine nicht typgerechte Ernährung, insbesondere der Konsum von Alkohol.
Nachdem wir den Patienten von seinen Steinchen befreit hatten, dachte er nicht mehr daran, auf seine galligen Verhältnisse zu achten. Tatsächlich gibt es einen Zusammenhang zwischen Tripa, Wut und dem Gallensaft: Dieser enthält Kristallsalze, die sich in den Gefäßen ablagern und zu hohem Blutdruck, Stauungen und Entzündungen führen können, und zwar an unterschiedlichen Stellen im Körper.
Möglicherweise richtete der Patient seine Aufmerksamkeit weiterhin auf den Kopf, aber den Bauch beachtete er nicht. Das ist eine Beobachtung, die ich häufig mache: Patienten behalten ein Organ, das krank war, eine Weile im Blick und registrieren sorgfältig seine Reaktionen. Je weiter weg die Körperteile von dem Ort der früheren Krankheit sind, desto weniger werden sie wahrgenommen. Der Mann achtete auf seinen Hals, aber die gelegentlichen Schmerzen im weit entfernten Darm sah er in keinem Zusammenhang mit seinem früheren Problem. Er nahm sie nicht einmal zur Kenntnis.
Hätte er die erneute Krankheitsentwicklung verhindern können? Zweifellos. Er hätte die für seinen Typ passende Ernährung dauerhaft in sein Leben integrieren sollen. Yoga wäre für ihn, der schnell hitzig wird, ein sinnvolles Gelassenheitstraining.
Dieser Vorfall macht ein Grundprinzip der Tibetischen Medizin deutlich: Es geht nicht darum, vom Behandler Wunder zu erwarten, sondern darum, Eigenverantwortung zu übernehmen. Hierzu gehört auch, die an anderer Stelle zitierte einfache Verhaltensregel einzuhalten: Die Hälfte des Magens sollte mit fester Nahrung gefüllt werden, ein Viertel mit Flüssigkeiten, und das verbleibende Viertel sollte leer bleiben.

Badkan-Typ mit Wind-Belastung

Ein träger, langsamer, schwerer Mensch erlebt einen Stress, eine starke, unvorhergesehene Belastung. Er muss reagieren, sich im wörtlichen oder übertragenen Sinn schnell bewegen, ist dazu aber nicht in der Lage. Was passiert dann? Sein Blutdruck reicht nicht, um eine physische Tat zu vollbringen. Aber er muss und strengt sich enorm an. Und wenn er endlich auf Trab kommt, dann gerät alles Schwere, Abgelagerte in seinem Körper durch den Stress in Bewegung und verstopft die Nieren oder die Blase, oder es können Darmprobleme auftreten.

Dieser Prozess ist vergleichbar mit jahrelang im Gebirge abgelagertem Schlamm, der sich durch ein Erdbeben in Bewegung setzt und als langsame Schlammlawine ein Dorf überzieht. Nur mit großem Aufwand kann man den Schlamm entfernen, die Häuser befreien und reinigen. Prophylaktisch könnte man natürlich die Schlammlawine durch Betonwände von dem Dorf fernhalten. Oder das Dorf an anderer Stelle aufbauen, wenn man erkannt hat, dass eine Schlammlawine unvermeidlich ist. Natürlich ist die Prophylaxe aufwendig, aber nicht so sehr wie das Entfernen des Schlamms aus den Häusern, nachdem einmal das Unglück eingetreten ist.

Ein Erdbeben ist in der Natur ein Wind-Ereignis. Übertragen auf den Menschen bedeutet dies: Stress. In den Gefäßen gibt es Ablagerungen. Die Gefäße sind überdehnt, zu weich geworden, der Blutdruck ist unten. Der Stress ruft bei einer solchen Vorbelastung leichte Muskellähmungen hervor, die die Bewegungsfähigkeit einschränken. Oft treten starke Depressionen auf, Schmerzen, Herzerkrankungen, Neuralgien, meistens auch eine veränderte hormonelle Situation, bei Frauen etwa ein verfrüht einsetzendes Klimakterium.

Praxisbeispiel: Verfrühtes Klimakterium

Eine siebenunddreißigjährige Frau sucht mich wegen Hüftbeschwerden und Schmerzen im unteren Rücken- und Beckenbereich auf. Die Patientin klagt darüber, dass sie nur die Hälfte der gewohnten Wegstrecken schmerzfrei gehen kann. Sie fühlt sich in ihrer Hüftbeweglichkeit eingeschränkt, hat Taubheitsgefühle im Steißbeinbereich und Missempfindungen in den Oberschenkeln.
Die Anamnese ergibt: Die Kniegelenke sind in der Bewegung zäh. Die Füße sind kalt und feucht. Die Patientin ist zwar nicht übergewichtig, hat aber eine Schilddrüsenunterfunktion. Seit einigen Wochen hat sie schreckliche Hitzewallungen, und ihre Periode ist ausgeblieben, obwohl sie nicht schwanger ist.
Sie treibt keinen Sport, ist sehr arbeitsam, immer pünktlich, wenn auch ein bisschen träge. In ihrem Beruf als Sozialarbeiterin kommuniziert sie viel mit Menschen, privat aber genießt sie ihr Alleinsein. Sie ist ein Badkan-Typ.
Ich erfasse den Puls und taste Bauch und Hüfte ab. Dabei nehme ich eine »Nierenkälte« wahr. Die Nieren weisen ein Leistungsdefizit auf, und ich erfühle den für einen Badkan-Puls typischen zähen Fluss. Außerdem ist das Gewebe im Unterleib durch einen Wasserstau verdichtet. Es fühlt sich an wie einbetoniert; es fehlt die Frische. Eine ähnliche, wenn auch weniger stark ausgeprägte Situation finde ich im Hals-Rachen-Bereich vor. Dies ist relevant für die Therapie, weil die Spannung im Halsbereich die Versorgung des Kopfes negativ beeinflusst.
Ganz offensichtlich gibt es Kanalisierungsprobleme, denn die Gewebe werden nicht mehr ausreichend versorgt, Prozesse sind verlangsamt. Wir haben es hier mit einer kalten Krankheit zu tun, die durch zwei Kräfte mit kühlen Eigenschaften ausgelöst wurde: Schleim und Wind. Was hat zu dieser Veränderung geführt?
Unter Tränen erzählt mir die Patientin, dass sie innerhalb kurzer Zeit erst die Mutter, dann den Vater verloren hat. Als älteste Tochter fühlt sie sich bewusst oder unbewusst verantwortlich für die Familie und übernimmt die Stellung der Eltern. Plötzlich gehört

sie nun zur ältesten Generation und entwickelt eine große Angst vor dem Altwerden bzw. dem Altsein. Sie fühlt sich weder jung und attraktiv noch als Frau gefragt und lehnt sich selbst ab. Dieser Stress hat sich in ihrem Hormonsystem niedergeschlagen und das verfrühte Klimakterium ausgelöst. Die Patientin erlebte eine doppelte Belastung: Sie hat nicht nur den emotionalen Stress durch den plötzlichen Tod beider Eltern zu verarbeiten, sondern auch noch einen enormen physischen Stress: Sie musste Beerdigungen, Haushaltsauflösungen etc. organisieren.

Diese extreme Wind-Situation hat eine Lawine in Gang gesetzt und hormonelle Schwankungen ausgelöst. Durch die Vorbelastung der Schilddrüsenunterfunktion kommt es zu Unruhe. Schleim rutscht von oben nach unten, bleibt im Becken liegen und blockiert die Unterleibsorgane, die nicht mehr durchlässig sind.

Ich beginne die Therapie mit der Kopfversorgung, indem ich den vorderen Brustkorb sowie Hals und Rachen manuell behandle. Ich fordere die Patientin auf, die Atmung zu vertiefen. Später werde ich ihr Atemtechniken zeigen, die sie im Alltag selbständig üben kann.

Nachdem ich Hals und Thorax befreit habe, führe ich eine Moxa-Akupunktur durch. Dafür benutze ich Herz- und Lungenpunkte, die bei jedem Patienten individuell ermittelt werden. In der Regel sind dies ein, zwei oder maximal drei Punkte. Im Therapieverlauf versuche ich die Anzahl zu reduzieren, um die Wirkung der Therapie »auf den Punkt« zu bringen.

Die Befreiung der Lungen-Herz-Aktivität und der Kopfversorgung bewirkt, dass sich die Atmung vertieft und erweitert. Ruhe und Wärme erfüllen jetzt den oberen Körperbereich der Patientin.

Die genannten Maßnahmen zielen darauf ab, den Wind als plötzliche Ursache für den aktuellen Zustand der Patientin zu beruhigen. Wenn ich merke, dass die Patientin bereit ist, wende ich mich der Körpermitte zu, um Blockaden in der Bauchspeicheldrüse und im Leberbereich zu lösen. Diese sind durch die Anspannung entstanden, die das ständige Kontrollieren der

Situation erforderte. Hier befindet sich das Verdauungsfeuer, das, durch die manuelle Therapie gestärkt, der Patientin helfen wird, ihre Lebenskraft wieder zu spüren.
Mit einer abschließenden Darmmassage schließe ich die Beruhigung des Windes ab. Der Darm wie auch die Lunge gehören zu den Windorganen und sind für den Gasaustausch zuständig. Auch kann ich die Schleimbewegung im Lymphsystem durch die Bauchbehandlung aktivieren und so die Verbindung zur Behandlung des Beckens herstellen.
Jetzt beginnt der aufwendigste Teil der Behandlung: die Befreiung der verfestigten Organe, Drüsen und Kanäle. Nach Lockerung und Drainage der Weichteile mobilisiere ich den unteren Rücken, das Kreuzbein und die Hüftgelenke. Natürlich mobilisiere ich nicht nur die Körpermitte, sondern auch die Extremitäten. Dafür wechselt die Patientin von der Rückenlage in die Seitenlage. Schließlich legt sie sich auf den Bauch, und ich behandle die Wirbelsäule, den Brustkorb, die Nieren und das hintere Becken. Wichtig ist dabei, alle Gelenke zu mobilisieren und dadurch Blockaden zu lösen, die Durchblutung von Muskulatur und Haut zu aktivieren und das Bindegewebe frei zu machen. Die Aktivität der Nieren wird durch Akupunktur stimuliert.
Nach der manuellen Behandlung folgt das kontrollierte Aufstehen. Ich zeige der Patientin gymnastische Übungen und Atemtechniken, die sie zu Hause durchführen kann. Außerdem gebe ich ihr Anregungen, wie sie sich in ihrem Alltag mehr bewegen kann.
Während der Behandlung unterhalte ich mich mit der Patientin: über ihre Essgewohnheiten, ihren Tagesablauf, ihre Aktivitäten und eventuelle frühere Therapien. So verschaffe ich mir einen Überblick über mögliche Fehlentwicklungen, die zu korrigieren sind. Ich rate meiner Patientin, sich ihrem (Badkan-)Typ entsprechend zu ernähren. Außerdem empfehle ich eine Stärkung von Leber und Niere: mit unterstützenden Tees (aus der Apotheke) sowie dem leberunterstützenden Produkt Digestin aus dem Sortiment der Padma-Arzneien.

Der als Badkan getarnte Tripa-Typ

Praxisbeispiel: Lungenembolie

Ein fünfundsechzigjähriger Mann stellt sich zur Nachbehandlung einer Beinvenenthrombose und einer stationär behandelten Lungenembolie vor. Ich erkenne in ihm einen Badkan-Typ, fast zwei Meter groß, mit einem Gewicht von 130 Kilo. Auch die Pulsuntersuchung lässt zunächst keine anderen Schlüsse zu. Zu seinen Vorbelastungen gehören u. a. Bluthochdruck und Veneninsuffizienz in den Beinen. Er ernährt sich ungesund für seinen Typ, bewegt sich kaum, raucht und trinkt aber schon seit Jahrzehnten nicht mehr. Das Becken ist energetisch fest, die Körpermitte angespannt, das Bindegewebe schwach.

Als Ursache für die Embolie vermute ich ein plötzliches Ereignis, durch das die inneren Flüssigkeiten von oben in den unteren Bauchraum gesackt sind. Das würde auch die schlechte Beindurchblutung mit folgender dreimaliger Entzündung der äußeren Beinvenen erklären.

Der Flüssigkeitsüberschuss muss beseitigt werden. Ich verordne eine dreiwöchige strenge Badkan-Diät ohne Milchprodukte, Weizen, Zucker und Fleisch, und nicht mehr als 1,5 Liter tägliche Flüssigkeitszufuhr, davon abends ein Glas Nierentee zur Unterstützung der schwachen Nieren. Zur Stärkung des mittleren Feuers empfehle ich Padma Digestin, morgens und abends je eine Tablette. Dieses Kräutermittel löst jedoch bei meinem Patienten negative Reaktionen aus, darunter Wasser in den Beinen, Magendruck, Bluthochdruck, Durchfall, Kopfschmerz und Schwindel, so dass er es nach knapp zwei Wochen wieder absetzt.

Was bedeuten die heftigen Reaktionen? Sie zeigen mir, dass der Patient ein Misch-Typ ist: äußerlich Badkan, innen jedoch Tripa. Eine verborgene Hitze in ihm habe ich übersehen. Im Umgang mit mir ist der Mann nicht wütend, selbst sein Puls enthüllt die Wut nicht. Für einen solchen Misch-Typ ist Padma Digestin zu einem

frühen Zeitpunkt ungeeignet. Es kann erst später eingesetzt werden.
Die verfrühte Hitzebehandlung provoziert den Körper dazu, seine innere Hitze zu offenbaren. Aus den auftretenden Symptomen lese ich, in welche Richtung die Hitze wirkt und wie ich weiter behandeln soll. Und sie zeigt, dass wir uns mit den langfristigen Ursachen der Erkrankung befassen müssen, den psychischen Hintergründen. Was ist passiert, dass aus einem ursprünglich heißen Tripa- ein großer Badkan-Typ mit einer dicken Schutzschicht wurde?
Die Gespräche ergeben: Mein Patient findet keine Anerkennung. Schon als junger Mensch wurde er von seinen Eltern ständig kritisiert. In ihren Augen war ihr ältester Sohn eine Enttäuschung, nie gelang es ihm, ihren Erwartungen zu entsprechen. Sowohl in Gesprächen innerhalb der Familie als auch gegenüber Außenstehenden wurde der Junge schlechtgemacht. Er war immer »anders«. Sein Anderssein wurde negativ bewertet, aber nichts wurde geklärt. Es gab keine ernsthaften Gespräche, bei denen sich die Eltern um ihren Sohn bemüht hätten, und er musste seinen Frust hinunterschlucken. Manchmal aber brach seine Wut explosionsartig aus ihm heraus. Dann hatten die anderen Angst, und er fühlte sich anschließend schlecht. So löschte er seine Hitze mit Essen.
Bis heute fühlt sich der Mann nicht verstanden. Obwohl er sich nun seit zwei Jahren intensiv um die Belange seiner Eltern kümmert, erfährt er Widerstand und Ablehnung durch den mittlerweile zweiundneunzigjährigen Vater. Die Mutter ist ein halbes Jahr zuvor gestorben. Der Bruder, der weit weg wohnt und sich aus allem heraushält, ist kürzlich nach Berlin gekommen, hat aber nur den Vater besucht und den Bruder gemieden. Das Drama seines Lebens ist durch Tod und akute Familienkonfrontationen reaktiviert worden, und das war offensichtlich der Auslöser für die Venenentzündungen mit anschließender Lungenembolie.
Glück im Unglück: Wegen des hohen Schleimanteils ist der

Pfropfen, der seine Embolie verursacht hat, dünnflüssiger als bei einem reinen Tripa-Typ. Mit einem Blutverdünner konnte er leicht aufgelöst werden.

Der hier beschriebene Mechanismus ist regelmäßig zu beobachten: Ein heißer Typ versucht durch süßen Geschmack seine Galle zu reduzieren. Tripa-Typen müssen beißen und mehr schlucken als andere Menschen. Ohnehin wird ihnen empfohlen, öfter zu essen, manchmal stündlich, wenn auch nur kleine Mengen. So lässt sich das starke Verdauungsfeuer beruhigen und nähren, und man verhindert, dass es böse wird.
Wenn man nur kleine Mengen isst, wird man nicht dick. Häufig aber essen diese Menschen mit großem Appetit zu viel und werden immer dicker, aus Frust und auch aus Aggression. Sie legen eine Schutzhülle um die innere Hitze, werden rund und gemütlich und erregen keine Angst mehr. Denn oft ist ihr Problem auch, dass ein zu starkes inneres Feuer anderen Menschen Angst macht, ja andere »verbrennen« kann.
Die Tripa-Badkan-Menschen bekommen Angst vor den Folgen der eigenen Tat. Und dann trinken sie lieber noch ein bisschen Bier, essen, werden träge, lassen nichts mehr von der eigenen Kraft hinaus. Sie sitzen da und wollen vor allem niemandem schaden. Lieber machen sie sich selbst kaputt.
Autoaggressive Krankheiten sind häufig die Folge: Neurodermitis, Rheuma, verändertes Gefäßsystem – alles, was mit Hitze zu tun hat, kann dann entstehen. Ein verflüssigtes Bindegewebe kann zu Verspannungen der Muskulatur, z. B. im Schulterbereich, führen. Auch manisch-depressive Zustände, ein leicht erhöhter Blutdruck, manchmal Herzschmerzen, Leberschädigungen oder weiche Gallensteine lassen sich in diesen Zusammenhang einordnen.

Durch das viele Frustessen entwickelt sich eine dicke Schale um den heißen Kern, wie bei einem Atomreaktor, dessen enorme Außenhülle vor Verbrennung und Verstrahlung schützen soll. Nichts darf hinaus, und die innen feststeckende Hitze vertrocknet allmählich die Gefäße. Dennoch kann der Atomreaktor von innen nach außen explodieren.

Eigentlich lässt sich der schwere Mensch nicht so leicht erschüttern, aber wenn man ihn auf einer tiefen Ebene beleidigt, fängt er möglicherweise an zu schwitzen, bevor er einen schlimmen Ausbruch bekommt, wild um sich schlägt und alles zerstört. Danach wird er langsam wieder ruhig.

Von einem reinen Tripa-Typ würde man diese Hitze und Emotionalität erwarten, hier aber ist sie durch das Badkan-Element gedämpft. Nur manchmal kommt es zu Explosionen. Das ist die vermischte Krankheit. Solche Zustände sind immer sehr schwer zu erkennen und zu behandeln.

Als Therapeut versuche ich zunächst, den Mantel etwas auseinanderzuziehen, damit Hitze nach außen gelangt. Das kann ich aber nur, wenn ich weiß, dass der Mensch nicht zum Hammer greift und um sich schlägt. Ich pflanze ihm einen Gedanken ein, wie er seine Hitze sinnvoll kanalisiert: durch kreative Projekte und viele andere Aktivitäten. Der Mensch befreit sich dann von seinem Mantel und entfaltet sich. Er blüht regelrecht auf. Ich habe schon erlebt, wie so aus gepanzerten Karrieremenschen liebevolle, weiche Frauen oder Männer geworden sind.

Im Fall des Embolie-Patienten erreichen wir langsam positive Veränderungen durch eine konsequente Ernährung, bei der wir sorgfältig darauf achten, Badkan zu reduzieren: Gemüse, Kohl, dünne Brühe, Knäckebrot (kein Weizen), Sonnenblumen- und Maisöl, jedoch kein Olivenöl; Käse und Butter werden durch pflanzliche Nahrungsmittel ersetzt. Obwohl bei der Badkan-Diät scharfe Nahrungsmittel

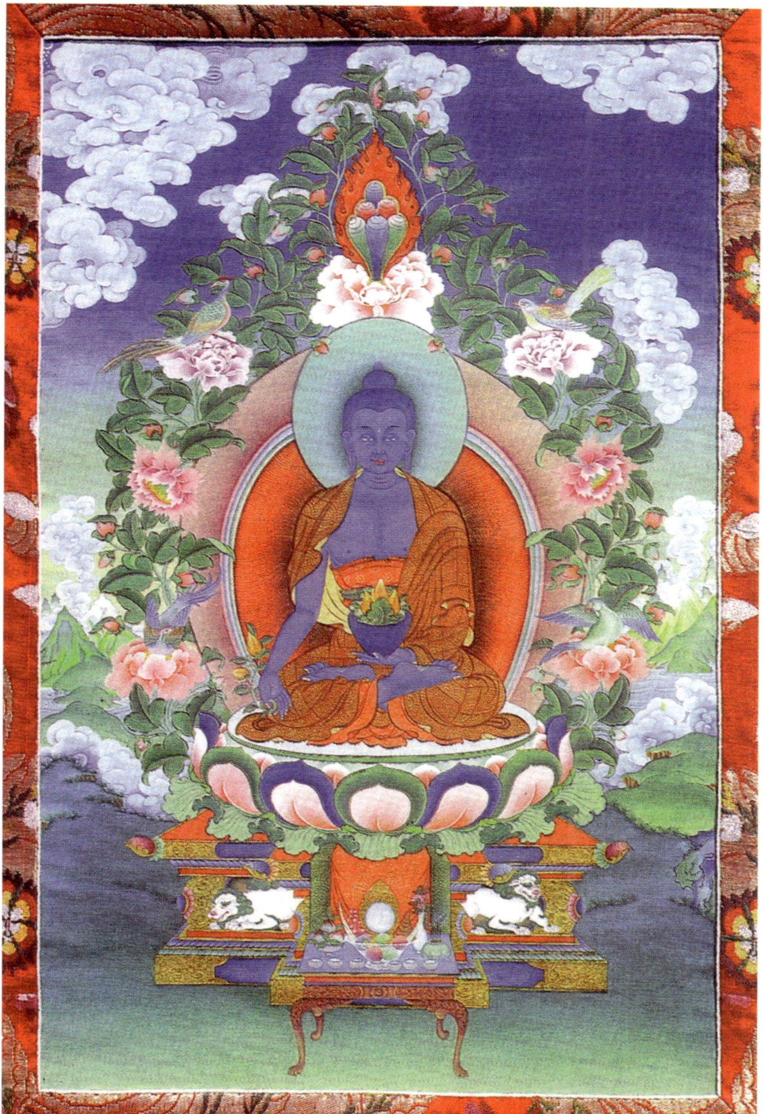

Lung

Günstige Lebensmittel (zur Schwächung eines Übermaßes an Lung)

Warme Speisen mit reichlich Saucen und Ölen; Brühe, pürierte (Gemüse-)Suppen
Fasten nicht länger als einen Tag.
Geschmack: süß, salzig und sauer
Getreide: warmer Brei wie Haferflocken-, Grieß-, Weizenbrei, Couscous, Reisbrei (Milchreis)
Hülsenfrüchte: rote Linsen, Mung-Bohnen
Gemüse: vorzugsweise gekocht, gedämpft und geschmort: Möhren, Spargel, Spinat, Rüben, rote Bete, Kohlrabi, Artischocken, Auberginen, Knoblauch, Zwiebeln (gekocht), Oliven, Gurken, Radieschen, Rettich, Fenchel, Zucchini
Obst u.a. süß: Pfirsiche, Melonen, Aprikosen, Kirschen, Pflaumen, Ananas, Avocados, Kiwis, Melonen, Weintrauben, Grapefruits, Bananen, süße Mandarinen und Orangen, frische Datteln und Feigen, gebackene Äpfel, Limetten, Zitronen, Mangos, Nektarinen, Papayas, Himbeeren, schwarze Johannisbeeren und Erdbeeren
Fleisch und andere Tierprodukte: Geflügel, Wild, Fisch, Schalentiere und Meeresfrüchte
Öle/Fette: Butter, Oliven-, Sesam-, Mandel-, Soja-, Senf- und Sonnenblumenöl
Milchprodukte: (in Maßen) Sahne, Milch, Buttermilch, Kefir, Schmand, Joghurt, Schmelzkäse, Käse
Süßes: Marmelade, Honig, Halva
Nüsse/Samen: (in kleinen Mengen) Cashewnüsse, Kokos, Pinienkerne, Walnüsse, Mandeln, Sonnenblumen- und Kürbiskerne
Gewürze: in kleinen Mengen zur Appetitanregung: Ingwer, Meerrettich, Senfkörner, schwarze Pfefferkörner

Ungünstige Lebensmittel, die ein Übermaß an Lung noch verstärken

Kalte und trockene Speisen; Zwieback, Knäckebrot, Cracker, Frühstücksflocken, Chips

Geschmack: scharf, bitter und herb

Getreide: Buchweizen, Perlgraupen, Mais, Gerste

Hülsenfrüchte: weiße Bohnen, Erbsen, grüne und braune Linsen, Sojabohnen

Gemüse: rohes Gemüse, Rosenkohl, Brokkoli, Weißkohl, Kohlrabi, Mais, Tomaten, Petersilie(nwurzel), Stangensellerie, roher Spinat, Pilze, rohe Zwiebeln

Obst: Äpfel, Moosbeeren, Granatäpfel, Wassermelonen, Birnen, Trockenobst

Milchprodukte: Eis, trockener Quark

Fleisch: Geräuchertes, Lamm, Wild, Schwein, Hase

Süßes: raffinierter Zucker

Nüsse: Erdnüsse

Gewürze: Koriander, Kurkuma, Safran

Tripa

Günstige Lebensmittel (zur Schwächung eines Übermaßes an Tripa)

Vegetarische Ernährung ist vorteilhaft, kurzes Fasten wird empfohlen.

Geschmack: bitter, süß und herb

Getreide: Weizen, gekochter Hafer, weißer und brauner Reis, Gerste

Hülsenfrüchte: weiße Bohnen, Erbsen, Sojabohnen, Kichererbsen

Gemüse: Blumenkohl, Brokkoli, Weißkohl, Rosenkohl, Sellerie, Gurken, grüne Erbsen und Bohnen, Kartoffeln, Zucchini, Kürbis, Spargel, Spinat, Süßkartoffeln, Steckrüben, Salat

Obst: Äpfel, Granatäpfel, Birnen, Melonen, Weintrauben, Nektarinen, Quitten, Kakis, Feigen, Datteln, Pflaumen, Orange

Fleisch: Hähnchen- und Putenfleisch, Hase, Wild

Öle/Fette: Sonnenblumen-, Oliven- und Sojaöl

Milchprodukte: Milch, Butter (ungesalzen), Ghee (geklärte Butter)

Gewürze: Koriander, Fenchel, Kardamom, Minze, Kreuzkümmel, Dill, Kurkuma, Zimt

Getränke: kühle erfrischende Getränke mit Minze, Lakritze

Samen/Nüsse: Sonnenblumen-, Kürbissamen, Kokos

Süßes: Marmelade, Halva

Ungünstige Lebensmittel, die ein Übermaß an Tripa noch verstärken

Gebratenes, Eingelegtes und Mariniertes
Geschmack: scharf, salzig und sauer
Getreide: Buchweizen, Roggen, Hirse, Mais
Hülsenfrüchte: Linsen
Gemüse: scharfe Peperoni, Paprika, Zwiebeln und Knoblauch, Radieschen, Rettich, Tomaten, Auberginen, rote Bete, Möhren, Basilikum
Obst: säuerliches Obst, Grapefruits, Zitrone, Moosbeeren, saure Apfelsinen, grüne Weintrauben, Papayas, Beeren
Fleisch und andere Tierprodukte: Rind, Lamm, Schwein, Schalentiere, Meeresfrüchte, Fisch, Eier
Milchprodukte: Käse, Joghurt, Kefir, Schmand, Buttermilch, saure Sahne
Öle/Fette: Mandel-, Mais-, Sesamöl
Nüsse: alle Nüsse (außer Kokos)
Süßes: Melasse, Honig
Scharfe Gewürze: Chili, Meerrettich, Senf, Ingwer, Nelke, Basilikum, Muskatnuss, Salz

Badkan

Günstige Lebensmittel
(zur Schwächung eines Übermaßes an Badkan)

Geschmack: scharf, bitter und herb
Getreide: Gerste, Mais, Buchweizen, Hirse, Roggen, trockene Haferflocken, Flocken oder gepufftes Getreide, schwarzes Brot, Knäckebrot und Cracker
Hülsenfrüchte: rote, grüne, braune Linsen, geschälte Erbsen
Gemüse: Blumenkohl, Weißkohl, Rosenkohl, Radieschen, Auberginen, Spinat, Petersilie, Zwiebeln, Knoblauch, scharfe Salate (Rucola, Radicchio, Kresse), Kartoffeln, Paprika, Brokkoli, Chinakohl, Fenchel, grüne Bohnen, Erbsen, Kohlrabi, Mangold, alle Sprossen, Pilze in kleinen Mengen
Samen: Sonnenblumen- und Kürbiskerne
Obst: Äpfel, Granatäpfel, Moosbeeren, Preiselbeeren, Aprikosen (frisch und getrocknet), Rosinen, Kirschen, getrocknete Feigen
Milchprodukte: Ghee (geklärte Butter), Ziegenmilch, Sojamilch und Produkte daraus
Fleisch: Hühnchen- und Putenfleisch, Wild
Öle: Sonnenblumen-, Mandel-, Maisöl
Süßes: Honig
Gewürze: Pfeffer, Piment, Chili
Getränke: bittere Kräutertees

Ungünstige Lebensmittel, die ein Übermaß an Badkan noch verstärken

Geschmack: süß, salzig und sauer
Getreide: Weizen, Bulgur, Hafer (gekocht), Risotto- oder Sushi-Reis, brauner Reis
Produkte aus weißem Mehl: Biskuits, helle Brötchen, Milchbrötchen, Muffins
Hülsenfrüchte: weiße Bohnen, schwarze Linsen, Soja-, Mung-Bohnen
Gemüse: wasserhaltige Gemüsesorten wie Tomaten, Gurken; frische und eingelegte Auberginen, Zucchini, Mais, Süßkartoffeln, Steckrüben, Oliven
Obst: süße und saure Früchte, nahrhafte Obstsorten und Beeren wie Bananen, Datteln, getrocknete Feigen, Birnen, Honigmelonen, Pflaumen, Ananas, Pfirsiche, Mangos, Grapefruits, Trockenpflaumen
Nüsse: Cashewnüsse, Mandeln, Walnüsse, Pinienkerne, Haselnüsse, Sesam
Fleisch und andere Tierprodukte: Schwein, Rind, Lamm, Würstchen, Speck, Bacon, Gans, Ente, Fisch, Schalentiere, Meeresfrüchte,
Milchprodukte: Käse, besonders Schmelz- und Weichkäse, Schmand, fetthaltiger Quark, Sahne
Öle/Fett: Butter, Olivenöl
Süßes: raffinierter Zucker, Sirup, Marmelade
Gewürze: Salz

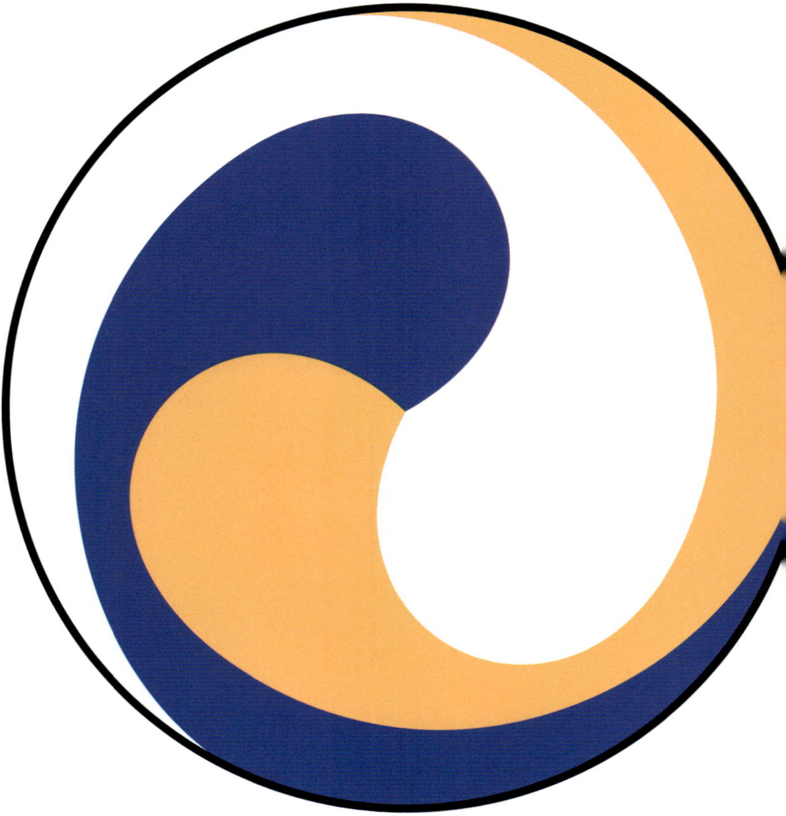

empfohlen werden, lassen wir sie in diesem Fall weg, um Tripa und Lung nicht übermäßig zu aktivieren.
Padma 28, mindestens ein Jahr lang eingenommen, macht die Gefäße wieder elastisch. Trockene Massagen sind erlaubt, allerdings nicht an den Beinen; Lymphdrainage eher nicht, und wenn, dann nur sehr vorsichtig. Mit Rotlicht und Wärmflasche werden die zu kalten Nieren regelmäßig gewärmt. Vor dem Aufstehen morgens wird die tiefe Grundatmung praktiziert (eine Anleitung zu dieser Atemtechnik finden Sie im Abschnitt »Verhalten: Verantwortung für die eigene Gesundheit übernehmen« in Kapitel 4).
Allmählich bewegt sich das Gewebe, auch durch Gewichtsabnahme, und insgesamt wird die Verbindung zwischen Kopf und Herz wiederhergestellt. Hierzu gehören auch Gespräche und die Impulse, kreative Wege zur Kanalisierung von Tripa zu finden.

Typenspezifische Behandlung in der Tibetischen Medizin

In der westlichen Medizin werden Krankheiten meistens mit den immer gleichen Medikamenten und Maßnahmen behandelt. Die Tibetische Medizin geht bei der Behandlung vom Konstitutionstyp aus. Sie untersucht, ob eine Erkrankung heiße oder kalte Ursachen hat, und bezieht insbesondere auch die mentalen Hintergründe in die Behandlung mit ein, da diese oft die Krankheit auslösen. Das führt dazu, dass ein und dieselbe Krankheit bei verschiedenen Menschen mit unterschiedlichen, ja sogar gegensätzlichen Maßnahmen therapiert wird.
Manche Krankheiten bekommt nur oder überwiegend ein bestimmter Typ, andere Krankheiten verteilen sich auf alle Typen. Dann aber haben sie unterschiedliche Ausprägungen und müssen unterschiedlich behandelt werden.

In diesem Zusammenhang möchte ich Sie, liebe Leserin, lieber Leser, bitten, den Begriff »Typus« nur als eine grobe Orientierung zu betrachten. In Wirklichkeit ist jeder Mensch eine ganz eigene Mischung und entspricht nie einem reinen Typ. Aber das haben Sie ja mittlerweile verstanden.

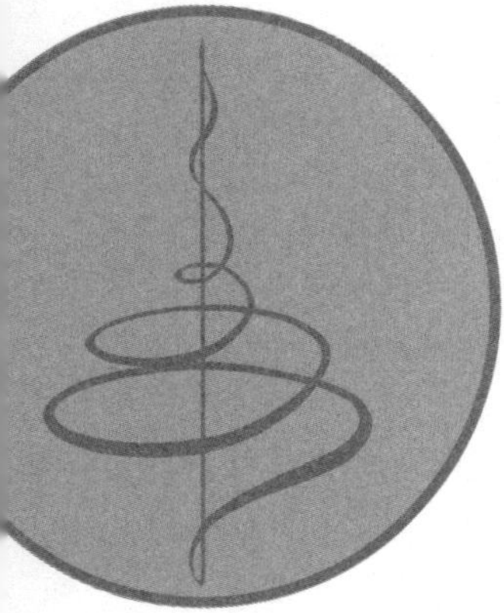

6 Mentale Blockaden als Krankheitsursache

Achte auf deine Gedanken, denn sie werden zu Worten.
Achte auf deine Worte, denn sie werden zu Handlungen.
Achte auf deine Handlungen, denn sie werden zu Gewohnheiten.
Achte auf deine Gewohnheiten, denn sie werden dein Charakter.
Achte auf deinen Charakter, denn er wird dein Schicksal.

Talmud

Die Tibetische Medizin ist eine »geistige Medizin« im Sinne des Ursprungs der Krankheit. Sie sieht Krankheit als Manifestation »geistiger Gifte« und entsprechender Fehlentwicklungen. Mentale Blockaden finden einen körperlichen Niederschlag. Ein gesunder Geist hingegen verhindert körperliche oder psychische Krankheit.
Hat man auf dem Weg der Unwissenheit eine weite Strecke zurückgelegt und eine körperliche Krankheit bekommen, dann gilt es, den Irrtum zu erkennen. Durch die Korrektur des Verhaltens kann man die Ursachen der Krankheit beseitigen und, sofern sie noch nicht zu weit fortgeschritten ist, wieder gesund werden.

Praxisbeispiel: Dauerhusten und Stimmverlust

Ich hatte einmal eine dreizehnjährige Patientin, die nach fünf Monate währendem Dauerhusten zu mir kam. Es handelte sich nicht nur um einen Reiz, der sie immer wieder zum Husten brachte, sondern um ein pausenloses trockenes Husten, fünf Monate lang, von denen sie in den letzten zwei nicht einmal mehr die Schule besuchen konnte.
Anfangs hatte man einen Keuchhusten diagnostiziert. Als der

Husten nicht wegging, war sie bei verschiedenen Fachärzten – Kinderärzten, Pulmonologen, Internisten und Neurologen. Dabei stellte sich heraus, dass sie organisch gesund war. Auch der Besuch bei einem Psychiater verlief ergebnislos.
Dann kam das Mädchen zu mir, auf Empfehlung eines meiner früheren Patienten. Ich fragte sie und ihre Mutter: »Was erwarten Sie von mir?«, und erhielt zur Antwort: »Machen Sie irgendwas. Wir haben gehört, dass Sie das können.«
Also gut, ich war bereit, es zu versuchen. Zunächst behandelte ich ihren Brustkorb. Nach fünfmonatigem Husten war er völlig verspannt, und der Oberkörper und die Schultern waren nach vorn zusammengezogen. Das Mädchen konnte sich nicht mehr richtig bewegen. Zunächst versuchte ich, den Oberkörper aufzurichten, die Schultern nach hinten zu biegen und die Wirbelsäule auseinanderzuziehen. So hatte sie wenigstens in den minimalen Pausen zwischen dem Husten die Chance einzuatmen. Wir sahen uns einen kleinen Film an und ein medizinisches Buch, damit sie erkannte, wozu die Unterdrückung der Atmung führt: Herzbeschwerden, Kopfschmerzen usw.
In den nächsten beiden Behandlungen arbeitete ich weiter an den Symptomen, indem ich versuchte, die Blockade im Brustkorb zu lösen. Endlich hörte das Mädchen auf zu husten.
Aber nun sprach sie nicht mehr. Der starke Hustenreiz war zwar verschwunden, aber übrig blieb eine Art Hecheln. Mir wurde bewusst, dass dies eine besonders schwierige Situation war. Mit dem Mädchen konnte ich nur noch schriftlich kommunizieren. Und kam aus dem Staunen nicht mehr heraus: Dieses dreizehnjährige Kind schrieb mir Briefe, wie sie kaum ein Erwachsener zustande bringt. Sie war eine Schriftstellerin, ein großes Talent. Wir arbeiteten in der gleichen Weise Woche für Woche, und nach sechs Wochen hörte ich zum ersten Mal ihre Stimme wieder, dünn und piepsig: »Danke, dass Sie mich gerettet haben.«
Was war hier geschehen? Im Rückblick enthüllte sich allmählich

die Ursache des Problems. Dieses hochbegabte Mädchen hatte genauso gesprochen, wie es schrieb: mit einer außerordentlich schönen, ausgefeilten Sprache. Ihre Mitschüler verstanden sie nicht. Sie lehnten ihre Art zu sprechen ab und schlossen sie aus. So war der Husten eine Rechtfertigung dafür, nicht mehr zu sprechen. Mit dem Husten gab sie sich selbst die Erlaubnis zu schweigen.
Diese tiefe mentale Blockade konnte schließlich mit Hilfe einer Psychologin aufgelöst werden. Zusätzlich zu meinen manuellen, deblockierenden Behandlungen unterstützte die Frau mit ihrer warmen weiblichen Stimme das Mädchen darin, die eigene Stimme wiederzufinden.

Mentale Blockaden kann man über Körperarbeit auflösen, je nachdem, wie sie sich äußern. Oft wirft man Schulmedizinern vor, nur Symptome zu behandeln. Aber das Beispiel des erst hustenden und dann schweigenden Mädchens zeigt: Es ist nicht leicht, die dahinterliegenden tieferen Ursachen zu erkennen, und man braucht dafür einen langen Atem. Deswegen beobachte ich Patienten genau, wenn nötig auch über längere Zeit.

Der Beginn einer mentalen Blockade

Mentale Blockaden verursachen physiologische Fehler und können zu extremen physischen wie psychischen Störungen und letztlich zum Tod führen.
Eine mentale Blockade beginnt immer mit Angst, die unterschiedliche Ursachen hat: Sie ist ein Reflex auf eine schmerzvolle Erfahrung, auf gesellschaftliche Moral, auf Gesetze und Verbote. Diese Faktoren stehen unseren Instinkten im Wege.
Ein Kind fasst etwas Heißes an, empfindet Schmerz und weiß: Es möchte das Heiße nicht mehr anfassen. Es ent-

wickeln sich in ihm Verbindungen: Bewegung (Anfassen) → Heiß → Schmerz → Angst. Dieses reflektorische Verhaltens- und Denkmuster verhindert künftig, dass die schmerzhafte Erfahrung wiederholt wird. Eine zu große Angst unterdrückt automatisch die primäre Bewegung. Der Mensch muss darüber nicht nachdenken, er hat den Reflex verinnerlicht. Die ursprüngliche Energie wird nun gebremst.
Diese Zurückhaltung ist Blockade und Ausdruck zugleich und schlägt sich u. a. in Schmerzen, Steifigkeit, Fehlhaltungen nieder. Die unterbewusste Bremse blockiert die Kanäle innerhalb des Körpers, der dadurch destabilisiert wird. Zunächst wird der Arm mit weniger Lebensenergie versorgt, da ihm der Wille zu handeln gekappt wurde. Schließlich wirkt die energetische Abschaltung auf den ganzen Körper zurück.
Dieses Muster gilt auch für seelische Schmerzen. Tabus, moralische und juristische Verbote, Enttäuschungen usw. führen ebenfalls zu mentalen Blockaden und können sich in vielfältigen Symptomen niederschlagen.

Mentale Blockaden auflösen

Schafft es ein Mensch, die hinter seiner Krankheit liegende Angst zu überwinden oder das Verbot zu erkennen und für sich aufzuheben, können die Symptome der mentalen Blockade verschwinden. Das bedeutet nicht, dass ich zur Amoralität aufrufe – auf keinen Fall! Aber man kann sich Blockaden bewusst machen und die dahinterliegenden Impulse in lebbare Bahnen lenken.
Ein Beispiel: Ein Mensch, der sich gern nackt bewegt, kann dies nicht auf der Straße tun. Er muss daraus sein Geheimnis machen, während er in allen anderen Bereichen offen sein kann. Dieses Geheimnis ist nur für ihn bestimmt. Er kann es vielleicht nur allein, zu Hause ausleben.

Die Kunst besteht darin, das Ventil zu finden, die Methode zu entdecken, mit der man seine Vorlieben ausleben kann, ohne die Grenzen anderer zu berühren. Die Konfrontation mit dem eigenen Geheimnis kann erschreckend sein, aber wenn ein Mensch seinen geheimen Kern erkannt und ein Ventil gefunden hat, kann er damit sein Leben retten.

Ich habe an anderer Stelle bereits erläutert, wie Dämonen in uns entstehen und wie sie uns zerstören können (siehe den Abschnitt »Verhalten: Verantwortung für die eigene Gesundheit übernehmen« in Kapitel 4). In den folgenden Abschnitten möchte ich anhand einiger Praxisbeispiele zeigen, an welchen Körperstellen sich mentale Blockaden manifestieren und wie wir sie verhindern oder auflösen können.

Gedanken können der Ursprung einer Krankheit sein, aber sie bieten zugleich auch Heilung an. Wer sich erlaubt, seine Phantasien anzusehen und zu lenken, hat eine große Chance, gesund zu werden. Ich meine damit nicht das Ausagieren von unmoralischen Gedanken. Mein Ziel ist es, sich Phantasien zu erlauben, die man aufgrund seiner Erziehung für unmoralisch gehalten hat, sie jedoch in eine Moral zu überführen und anschließend aus diesen »gereinigten«, nicht verwerflichen Gedanken Taten zu machen. Es geht darum, gute Absichten zu formen und ein verträgliches Ventil zu finden. Das Ventil ist ein Kompromiss zwischen den biologischen Bedürfnissen und den gesellschaftlichen Regeln.

Äußere und innere Haltung

Patienten sagen manchmal: »Ich bin ja bereit, meine mentalen Blockaden zu lösen. Aber wie erkenne ich sie? Wie erkenne ich *mich?*«

Wesentlich für die Analyse eines Problems ist die **Haltung** eines Menschen. Gemeint ist Haltung in zweifacher Hin-

sicht: körperlich und geistig. Das eine bedingt das andere. Eine geistige Haltung – Angst, Scham, Wut – beeinflusst immer die körperliche Haltung – eingezogene Schultern, vorgerecktes Kinn etc.
Umgekehrt ist die körperliche Haltung immer Ausdruck einer geistigen Haltung. Verschlossene, eng übereinandergeschlagene Beine drücken den Wunsch aus, sich zu verschließen. Extreme Breitbeinigkeit, wie sie von manchen Macho-Typen gezeigt wird, deutet auf eine Unsicherheit hin, die man zu kaschieren sucht, indem man sich mit weit auseinanderstehenden Füßen bestmöglichen Halt zu verschaffen sucht.
Die bisher beschriebenen Beispiele betreffen die *primäre Haltung.* Sie entsteht aus dem Bewusstsein – auch dem fehlenden oder falschen –, z. B. wenn man eine Schutzhaltung, eine sich verschließende oder präsentierende Haltung einnimmt.
Es gibt aber auch eine *sekundäre Haltung.* Sie wird medizinisch auch als Schonhaltung bezeichnet. Wir nehmen sie bei körperlichen Problemen ein, etwa wenn wir uns vor Schmerzen krümmen. Dahinter steckt der Impuls, den Druckschmerz zu mindern. Bei einem Bauchschmerz beugen wir uns automatisch vor, die Bauchmuskulatur wird dadurch entspannt, während gleichzeitig die Rückenmuskeln stärker gedehnt und gespannt werden. Diese Schonhaltung führt zu einer Verkürzung der Bauchmuskeln und bedingt eine Asymmetrie. Langfristig führt sie zu Rückenschmerzen.
Die sekundäre Haltung wirkt sich einerseits auf den Bewegungsapparat aus. Veränderte Bewegungsachsen führen hier zu einer Gelenküberlastung mit erhöhter Reibung, Schmerzen und letztlich der Entwicklung von orthopädischen Erkrankungen wie Arthrosen und Lumbago.
Andererseits sind auch innere Organe betroffen, wenn

eine Spannung im Bauchraum entsteht. Dann wird der freie Strom durch die Körperkanäle gestört. Durchblutung und Bewegung von Lymphflüssigkeiten werden unterbrochen, und es kommt zu Stauungen, die Schmerzen hervorrufen. Diverse Erkrankungen können daraus resultieren, etwa Zysten oder Myome (siehe auch den Abschnitt »Frauenkrankheiten« in Kapitel 7).

Rückschlüsse aus der Körperhaltung ziehen

Gedanken produzieren Emotionen, diese wiederum rufen Bedürfnisse wach. Wenn wir Bedürfnisse nicht ausleben, können Blockaden entstehen, die sich in Verspannung und Fehlhaltung äußern. Aus der Körperhaltung ebenso wie aus dem Gesichtsausdruck eines Menschen lässt sich also die mentale Blockade zurückverfolgen.

Eine verspannte rechte Schulter gibt beispielsweise Aufschluss über eine Aggressionsblockade (siehe den Abschnitt »Wirbelsäulenbeschwerden« in Kapitel 7). Eine schmerzende oder schiefe Hüfte kann auf Blockaden hinweisen, die durch die Funktion von Organen in dieser Region ausgelöst werden. Beispielsweise liegt der Uterus im Unterleib, seine Funktion ist die der Reproduktion. Die schmerzende Hüfte einer Frau sollte die Aufmerksamkeit nicht nur auf orthopädische Bereiche, sondern auch auf die Frage nach einer sexuellen Problematik aufwerfen: Gibt es ein Verbot im Bereich der Sexualität? Gibt es ein Bedürfnis, das aufgrund eines (welchen?) Verbots nicht ausgelebt werden kann? Die aufmerksame Betrachtung der Anomalien in bestimmten Körperbereichen gibt wertvolle Hinweise auf die zugrundeliegenden Gedanken.

Wenn Sie unter Schmerzen und regelmäßig wiederkehrenden Krankheiten leiden, empfehle ich Ihnen, sich einmal in Ruhe im Spiegel zu betrachten. Gibt es Schiefstellungen?

Ist eine Schulter hochgezogen? Ist der Kopf geneigt? Sind die Beine nach innen gedreht? Im weiteren Verlauf dieses Buches erfahren Sie anhand von vielen konkreten Beispielen, was solche Unregelmäßigkeiten bedeuten können. Sie werden dadurch sensibilisiert, sich selbst besser zu erkennen.

Auf das Erkennen der mentalen Blockade folgt die Auflösung, indem ein Ventil für die Blockade geschaffen wird. Grundsätzlich ist dafür eine dem eigenen Typ entsprechende Lebensweise erforderlich. Der Mensch muss zur Ruhe kommen, um seine Ängste, Bedürfnisse und geheimen Wünsche betrachten zu können. Dabei unterstützen ihn Entspannungs- und Atemtechniken.

Übrigens: Die Notwendigkeit, ein Ventil für Unterdrücktes zu finden, gilt nicht nur für den Einzelnen, sondern auch für eine ganze Gesellschaft. Während in der DDR das Leben reglementiert war und individuelle Freiheiten stark eingeschränkt waren, fand sich auf breiter Front ein Ventil für den Wunsch nach Freiheit: die FKK-Kultur. Nacktheit wurde für eine ganze Gesellschaft zum Ausdruck für Selbstbestimmtheit. Nach dem Zusammenbruch der DDR bröckelte die flächendeckende »Freikörperkultur«. Heute findet man an den ostdeutschen Stränden neben nackten genauso viele Menschen in Badekleidung.

Andere gesellschaftliche Ventile sind Fußballveranstaltungen, bei denen die Zuschauer sich abreagieren können. So war 2006 die in Deutschland ausgetragene Fußballweltmeisterschaft für die Deutschen ein Ventil, einen verborgenen Wunsch nach Patriotismus auszuleben. Deutsche Fahnen schmückten während des »Sommermärchens« Häuser und Autos – ein Phänomen, das vorher nicht denkbar gewesen wäre.

7 Verbreitete Zivilisationskrankheiten

Vorweg möchte ich eines klarstellen: Im Folgenden stelle ich Fälle aus meiner Praxis dar, die überwiegend unter Krankheitsbezeichnungen westlicher Terminologie subsumiert werden. Diese stimmen jedoch nicht mit dem Verständnis von Krankheiten in der Tibetischen Medizin überein. Westliche Bezeichnungen wie »Diabetes« oder »Krebs« entsprechen nicht dem traditionellen tibetischen Konzept. Besonders deutlich wird dies am Beispiel von Fieber-Krankheiten (siehe den Abschnitt »Fieber« in Kapitel 7 und den Abschnitt »Heiße und kalten Krankheiten« in Kapitel 5).
Daher ist es mir wichtig, dass die hier dargestellten Praxisbeispiele und die Behandlung der jeweiligen Störungen immer nur als Einzelfälle betrachtet werden. Die individuelle Betrachtung eines jeden Krankheitsfalls ist ein Grundprinzip der Tibetischen Medizin. Verallgemeinerungen sind oft nicht möglich.
Wer also unter Asthma oder Zysten leidet, kann die Darstellungen in diesem Buch als Anregung betrachten, sich zu fragen, welche tieferen bzw. fernen Hintergründe der Störung zugrunde liegen könnten. Die jeweils dargestellten Behandlungen lassen sich aber nicht immer und schon gar nicht automatisch übernehmen.

Allergien

Stellen Sie sich zwei Menschen auf einem Waldweg vor, auf dem es Ameisen gibt. Der eine ist Allergiker und springt wild herum, der andere ist kein allergischer Typ

und verhält sich ruhig. Dieses Bild veranschaulicht die extrem empfindliche Reaktion eines allergisch reagierenden Menschen. Sie zeugt oft von innerer Wut oder einer Verteidigungshaltung.
Allergien sind fehlerhafte, überschießende Verteidigungsreaktionen auf einen äußeren Reiz. Das Immunsystem betrachtet Birkenpollen, warum auch immer, als Angreifer, und unsere nicht auf Gelassenheit trainierte Psyche kämpft dagegen und schüttet zu viele Verteidigungsstoffe aus: die Histamine. Antigene entwickeln sich. Die zu starke Abwehr richtet sich, ohne zu differenzieren, gegen alle möglichen Kontakte und schaltet die Verteidigungsmechanismen an, um vermeintliche Gifte nicht in den Körper zu lassen.
Juckreiz und Hautrötungen entstehen durch eine schnelle Durchblutung, bei der Giftstoffe rasch entfernt werden sollen. Die Atemwege schließen sich, da der Körper sie nicht einatmen will, so wie er bei einem Brand Kohlendioxid nicht einatmen will. Der Mensch atmet spastisch und bekommt einen asthmatischen Anfall.

Eine Allergie ist nichts anderes als die Manifestation der eigenen Hitze. Um sie zu beseitigen, muss der Allergiker einen Weg finden, diese Hitze auszuleiten.
Aus dem Blickwinkel der Tibetischen Medizin kann der Ursprung dieser Reaktion in dem Geistesgift Tripa (»Galle«) liegen, in übermäßiger Wut. Wenn diese sich gegen die Pollen oder den Duft einer Birke richtet, dann nicht, weil der Mensch diesen Baum mit seiner schwarz-weißen Rinde und den grünen, im Wind flirrenden Blättern nicht mag. Vielmehr mag er, tief in seinem Innern, den Geist dieses Baumes nicht, weil er ihn mit einem anderen Geist verwechselt.
Eine Allergie beruht auf einem Missverständnis. Der

Mensch wird missverstanden, entwickelt eine Wut, die sich wiederum ein falsches Ziel sucht. Das Hauptziel besteht bei jeder Allergie darin, das zugrunde liegende Missverständnis zu erkennen und aufzulösen. Auf der Ernährungsebene wird sie zugleich mit einer konstitutionsbezogenen Diät behandelt.
Ein Tripa-Typ reagiert trocken und entwickelt z.B. eine trockene Bronchitis, einen asthmatischen Husten oder Juckreiz bis hin zu Veränderungen im Anus- oder Penisbereich und Haarausfall. Arthritis kann hinzukommen. Die Augen können schwächer werden und brennen. Eine Tripa-Allergie ruft eine Entzündung hervor. Die Schleimhäute röten sich und fangen an auszutrocknen.

Eine natürliche Hilfsreaktion darauf ist die Produktion von Schleim. Der Schnupfen ist das Badkan-Element zum Ausgleich von Tripa. So erklärt sich die starke Rhinitis, die Schleimentwicklung in der Nase, als typische allergische Reaktion, etwa beim Heuschnupfen.
Ein Tripa-Badkan-Typ reagiert mit feuchten Reaktionen. Durch den Schleim entwickelt sich eine sichtbare Allergie mit tränenden Augen und Schnupfen aus der Nase, einer feuchten Hautoberfläche mit wassergefüllten Bläschen. Das Wasser versucht die Hitze zu löschen, und die wiederum treibt das Wasser nach außen. Wo das Badkan-Element fehlt, da nicht genügend Flüssigkeit vorhanden ist, entwickelt sich kein Heuschnupfen mit laufender Nase und tränenden Augen, sondern Asthma mit trockenem Husten.
Also noch mal kurz gesagt: feuchte Reaktion: Heuschnupfen, trockene Reaktion: Asthma (siehe das Praxisbeispiel »Asthma eines Kindes« in Kapitel 5).

Praxisbeispiel: Den Heuschnupfen links liegen lassen

Der Heuschnupfen ist, wie oben dargestellt, eine Autoimmunreaktion mit Tripa- und Badkan-Komponenten. Wie man ihn ganz praktisch in den Griff bekommen kann, zeigt das Beispiel eines Patienten, eines Schriftstellers, der nur wenige Male zu mir in die Praxis kam. Auch ohne die psychogenen Faktoren seiner Erkrankung zu ermitteln, konnten wir einen guten Behandlungserfolg erzielen.
Wie viele Allergiker konnte auch er nachts frei atmen und problemlos schlafen. Erst nach dem Aufwachen verschloss sich die Nase. Dies ist eine verbreitete Reaktion. Sobald den Patienten ihre Allergie bewusst wird, setzt der Angstmechanismus ein und sie bekommen Beschwerden.
Auf Nachfrage erklärt mein Patient, seine erste morgendliche Handlung sei das Schneuzen. Neben seinem Bett liegen immer große Vorräte an Papiertaschentüchern, die er ausgiebig einsetzt. Er ist es leid, mit der Atemnot, den tränenden, juckenden Augen und der ständig verstopften Nase zu leben, und fragt mich, was er tun soll.
Meine Antwort ist ganz einfach und erstaunt ihn: nichts. Ich fordere den Mann auf, seinen Schnupfen zu ignorieren und auf das morgendliche Schneuzen zu verzichten. Er solle die Nase laufen lassen, zum Beispiel wenn er auf der Toilette sitzt.
Mein Patient ist skeptisch, aber schließlich leuchtet ihm mein Erklärungsmodell ein: Durch das ständige Schneuzen wird die Nase irritiert und zu erneuter Schleimproduktion angeregt. Der Schleim muss aus dem Körper ausgeschieden werden, aber wenn er frei abfließen kann und von selbst verschwindet, reduziert man die Verteidigungsreaktion auf den Nasenschleim und unterbricht den Kreislauf einer immer neuen Schleimproduktion.
Mein Patient lässt sich auf diese Erfahrung ein und bestätigt mir beim nächsten Behandlungstermin, dass sich seine allergischen Schwellungs- und Schnupfenreaktionen deutlich reduziert haben, nachdem er einige Tage morgens zehn Minuten lang die Nase frei tropfen ließ.

Unser Gehirn hat zwei entgegengesetzte Funktionen: eine bahnende und eine hemmende. Dank der bahnenden Effekte werden Substanzen und Impulse durch den Körper geleitet, die hemmenden filtern Unwesentliches aus der Wahrnehmung heraus, um unangemessene Reaktionen auszuschalten. Beispielsweise könnte man ohne eine hemmende Gehirnreaktion bei Straßenlärm oder anderen Störungen nicht mehr arbeiten.

Diese hemmende Funktion lässt sich auf eine Allergie übertragen: Wenn wir die Antigene nicht mehr wahrnehmen, erkennen wir die Birke als Birke und nicht als möglichen Angreifer. Der Körper möchte dann nicht mehr auf die Birke reagieren.

Je ruhiger und gelassener man ist, desto eher ist das möglich. Auch die Schulmedizin nutzt diesen Zusammenhang und verordnet sedierende Mittel. Wer ruhig ist, reagiert nicht aggressiv. Wir müssen lernen, langfristig nicht aggressiv gegenüber einem Angreifer zu reagieren.

Das Gleiche gilt bei *Neurodermitis.* Wenn man dem Juckreiz widersteht und nicht kratzt, verschwindet er von allein. Natürlich braucht man Unterstützung, z.B. besonders fette Salben. Manchmal ist Kortison nötig, um den Reiz primär zu beseitigen.

Aber auch hier gilt: Der Tripa-Mensch muss für sich einen Weg finden, seine heiße Energie zu kanalisieren, damit sie ihn nicht in Form des Juckreizes bedrängt. Das kann ein kreativer Weg sein wie Kalligraphie, Tanzen oder einen anderen Ausdruck finden.

Behandlung: Bei allen Allergieformen gilt es, die geistige Ursache zu beseitigen. Vor allem muss sich der Mensch beruhigen. Er soll nicht auf einen konkreten Angriff reagieren, sondern ein erweitertes Reaktionsmuster entwickeln.

Der Mensch muss sanfter und gelassener werden. Hierbei helfen Entspannungstechniken wie Yoga, die Progressive Muskelentspannung nach Jacobson und Meditation.
Wenn die Haut im Fall von Allergien und Ekzemen wiederholt brüchig und trocken ist, helfen gegen den Juckreiz tierische Fette, insbesondere Pferdefett (erhältlich in manchen Metzgereien oder im Internet).

Burnout

Der Begriff »Burnout« wurde 1974 von dem Deutsch-Amerikaner Herbert J. Freudenberger geprägt und beschreibt das Nachlassen der Kräfte und eine starke Erschöpfung durch Stress und Überanstrengung. Die Tibetische Medizin betrachtet dieses Erscheinungsbild als Bestandteil der »Kalte Nieren«-Krankheit. Diese beschreibt eine Störung im unteren Beckenbereich, die sich in Kälteempfinden, Schmerzen, Neigung zu Prostata- und Harnwegsbeschwerden und Libidoverlust äußert und die auch seelisch-psychische Energiedefizite wie Burnout und Depression erklärt.

Praxisbeispiel: Berufliche Überforderung

Eine Hoteldirektorin kommt mit Burnout zu mir. Sie fühlt sich von Grund auf müde und möchte sich ausruhen. Sie hat keine Familie, keine Interessen, da sie aufgrund ihrer absolut erfolgsorientierten Lebensweise außer zu ihrem Beruf keine anderen Beziehungen hat. Ihr Antriebsmotor ist die alltägliche Berufsarbeit, doch fehlt ihr die tiefere Motivation im Leben. Wenn sie nicht arbeitet, fühlt sie nur Leere. Daher arbeitet sie viel und akzeptiert alle beruflichen Anforderungen und Zumutungen. Die Gefahr ist groß, dass solche Menschen von den Unternehmen, die sie beschäftigen, ausgebeutet werden.

Nun ist ein Punkt erreicht, wo sie nicht mehr kann. Sie stellt sich vor, eine halbjährige Auszeit zu nehmen und sich dann irgendwo eine neue Beschäftigung im Management zu suchen.
Die Frau ist ein Lung-Typ – Burnout tritt überwiegend bei eher kalten, leichten Menschen auf – und entsprechend gehört es wesentlich zur Therapie, ihr psycho-emotionale Wärme und Geborgenheit zu geben. Im geschützten therapeutischen Raum baue ich, bildhaft gesprochen, ein Kissen auf, das die Patientin auffängt. Wenn sie sich fallenlassen will, wird sie aufgefangen.
Zur Therapie gehören auch äußerliche Anwendungen mit Akupunktur. Unterstützend wirkt die Anwendung warmer ätherischer Öle, z. B. Rosmarin, Muskatnuss, Nelke, Narde (Himalaya), Vetiver, Baldrian und Rose. Die Patientin sollte sich wie ein Fisch im Wasser oder, wie man in meinem Herkunftsland sagt, »wie ein Käse in Butter« fühlen.
Wir sprechen viel über den Stellenwert ihrer Arbeit. Die Entscheidung, die Arbeitsbelastung zu reduzieren, ist richtig. Ob dies allerdings auch für einen kompletten Neuanfang gilt, muss reiflich überlegt werden.

Immer sollte das Ziel sein, Entscheidungen in Ruhe zu treffen. Ist das Hinwerfen ihres Jobs ein voreiliger, unreifer Schritt? Könnte sie nicht zuerst mit dem Arbeitgeber sprechen und erforschen, ob man gemeinsam einen weniger belastenden Weg findet? Ihr Chef ist von ihr gewohnt, dass sie klaglos jeden Job übernimmt, den er ihr aufbürdet. Von einer Arbeitsreduktion wird er nicht begeistert sein. Aber angesichts der Alternative, dass sie völlig aussteigt, sind Kompromisse denkbar. Zumindest sollten sie ausgelotet werden.
Für Lung-Typen ist der Ausstieg aus einer belastenden Arbeitssituation schwierig, denn sie sind oft *Workaholics*. Beim Burnout kann es besser sein, von den ursprünglichen fünfzehn Arbeitsstunden am Tag zunächst auf zehn,

dann auf acht und vielleicht noch weiter zu reduzieren und sich so eine möglicherweise angenehme Arbeitsstelle zu erhalten.
Will man tatsächlich aussteigen, hat der Arbeitgeber immerhin die Gelegenheit, einen geeigneten Ersatz zu finden. Mit dieser Methode nimmt man auf ideale Weise den Wind aus der eigenen Lebenssituation. Man beruhigt sich allmählich und ist im Moment des Ausstiegs ruhig und gelassen. Das ist ein Zeichen von Gesundung.

Praxisbeispiel: Nichts mehr hören können – Tinnitus

Ein siebzehnjähriger Lung-Patient kommt mit einem Tinnitus zu mir. Er ist sehr erschöpft. Die Schule strengt ihn übermäßig an, und seine Eltern verstehen ihn nicht. Sie kritisieren ihn für alles. Insbesondere seine Mutter nörgelt ständig, und selbst wenn sie ihn zum Essen ruft, kann er ihre Kommandostimme kaum ertragen. Seine Ohren wollen sie nicht mehr hören. Er reagiert mit einem Tinnitus, Ausdruck einer Vorstufe des Burnouts.
Bei der Behandlung versuche ich vor allem, ihn mit meinen Händen zu beruhigen, die starke Spannung in ihm zu lösen.
Er entspannt sich, ja er wirkt geradezu gelöst und erleichtert. Ich habe ihm das Gefühl vermittelt, dass er nicht allein ist. Die elterliche Dauerkritik hat ihn über Jahre isoliert und ihm das Gefühl gegeben, dass mit ihm etwas nicht stimmt. Endlich erfährt er einmal, dass ihn jemand versteht und nicht ausgrenzt. Sein Tinnitus verschwindet.
Auch bei diesem Patienten zeigt sich, wie enorm wirkungsvoll Beruhigung ist. Lung-Menschen mit einem Erschöpfungssyndrom sollten alles tun, um zur Ruhe zu kommen und sich zu verwöhnen (siehe den Abschnitt »Krankheiten durch eigene ›Gifte‹« in Kapitel 5).

Tripa-Typen neigen zu manischen Reaktionen. Sie sind erschöpft, reagieren aber wütend darauf. Kühlende Bäder, lauwarme oder kühle Duschen, Haarwäschen mit nicht heißem Wasser, der Aufenthalt in schattiger, kühler Umgebung sind günstig.
Bei Erschöpfung soll der Tripa-Typ keinen Urlaub in heißen Regionen machen, sondern Erfrischung bei milden Temperaturen in einer geräuscharmen Umgebung suchen und dabei Abstand von anderen Menschen halten. Die Intensität von Außeneinflüssen muss reduziert werden.

Burnout bei Badkan-Typen äußert sich eher in apathischen und depressiven Zuständen. Der Mensch möchte nichts mehr wissen und nichts mehr machen.
Mein Ziel ist es, seine inneren Saiten anzuspannen. Die Behandlung ist vom Zustand seiner inneren Flüssigkeiten abhängig. Wenn diese wie in einem Teich angesammelt sind, versuche ich Bewegung hineinzubringen, damit sie sich besser verteilen.
Je nach den Flüssigkeiten im Körper kommen auch äußerliche Behandlungen in Frage: Wärmebehandlung, Sauna, Bäder mit viel Beifuß, Massagen ohne viel Öl, Hot-Stone-Behandlung sowie warme, nicht feuchte Packungen.

Depression

Die Depression ist eine kalte Krankheit, sie entsteht aus der Kälte des Herzens. Die Tibetische Medizin spricht von »Wind des Herzens«. Kälte und Wind breiten sich im Bereich des Herzchakras aus. Überwiegend ist die Depression also eine Lung-Krankheit.
Das Herz erlebt ein Defizit an Lebensenergie. Es ist verängstigt und verstört. Warum? Der Mensch wurde ent-

täuscht. Er hat sich einem anderen Menschen liebevoll geöffnet, aber der hat daraus einen Vorteil gezogen und ihn ausgenutzt.
Die Behandlung einer Depression ist schwierig. Man muss alle Faktoren analysieren. Wärme und Liebe sind hilfreich. Der Therapeut behandelt äußerlich mit Akupunktur und Moxa auf einem Herzpunkt. Das hilft wunderbar, um an dieser Stelle Wärme zu entwickeln.
Wenn ich depressive Menschen behandle, befinde ich mich meist an der linken Seite des Patienten und bearbeite Schulter, Arm, Hals und Brustkorb, um Spannung daraus zu entfernen. Ich versuche, diesen Menschen meine Energie, meine Liebe zu geben. Ich verarbeite heiße Energien, z.B. Aggression, und leite sie in positive Ströme um, die ich weitergebe. Ich versuche das Herz-Chakra des Patienten mit äußerlicher und emotionaler Wärme zu versorgen. Wenn ich das Vertrauen der Patienten gewonnen habe, stärke ich sie, so dass sie ihre ursprünglichen Liebesimpulse nicht mehr unterdrücken müssen.
Oft sagen sie nach der Behandlung: »Ich möchte nicht hinaus. Draußen muss ich eine Rüstung tragen.« Und ich antworte ihnen, dass eine Rüstung draußen sinnvoll ist und sie nicht wahllos allen Menschen vertrauen können. In der Rüstung können sie warm bleiben. In einer sicheren, warmen Umgebung aber können sie sie ablegen.

Fieber

Das *Tantra der Erklärungen* kennt viele unterschiedliche Arten von Fieber, etwa das unruhige, das epidemische Fieber sowie Fieber im Zusammenhang mit einer Vergiftung. Es unterscheidet zudem zwischen unausgereiftem, akutem, leerem, verstecktem, chronischem Fieber und Fieber mit Komplikationen und noch einigen anderen.

Fieber kann örtlich begrenzt sein und sich in einer verstärkten Durchblutung an der Haut äußern (z. B. bei Arthritis) oder den ganzen Körper betreffen. Fieber kann durch Infektion oder den Einfluss schädigender Stoffe hervorgerufen werden. Verstärkt wird es durch klimatische Wärme, Alkohol, anstrengende Tätigkeiten und schwere, fleischlastige Nahrung.
Der Krankheitsverlauf ist heiß. Dabei kann Fieber neben heißen auch kalte Ursachen haben. Ein Schlangenbiss ist eine heiße Ursache, eine Erkältung eine kalte (siehe den Abschnitt »Heiße und kalte Krankheiten« in Kapitel 5).
Fieber wird grundsätzlich mit Kälte behandelt. Im Sinne der Tibetischen Medizin bedeutet dies nicht nur, Eisbeutel zu verwenden, sondern das Übermaß an Hitze zu beseitigen. Das kann auch darin bestehen, einen zu hohen Blutdruck zu senken und Nahrungsmittel mit kühlenden Eigenschaften zu sich zu nehmen.
Grundsätzlich ist Fieber eine Maßnahme des Körpers, um Kälte auszugleichen. Beispielsweise ist eine Erkältung die Folge einer zu starken Kälteeinwirkung. Fieber als heiße Reaktion übernimmt eine wichtige ausgleichende Rolle. Leider wird es oft viel zu negativ gesehen und durch fiebersenkende Mittel beseitigt, bevor es seine Aufgabe erfüllen konnte.
Fieber im Winter ist eine gesunde Immunreaktion auf die Kälte. Körpertemperaturen von um die 38 Grad muss man nicht sofort senken. Eine erhöhte Temperatur muss ein oder zwei Tage bleiben dürfen, damit sie dem Körper hilft, Infekte und Kälte zu beseitigen. Im Übrigen tragen fiebersenkende Mittel nicht dazu bei, den Krankheitsverlauf zu verkürzen.

Verhalten bei Fieber: Hilfreich sind Ruhe und ein Aufenthalt im Schatten bzw. Kühlen.

Hilfreiche Nahrungsmittel: Reis-, Gerstenbrei, frisches, eventuell abgekochtes kühles Wasser, Jogurt
Zu meiden: Fleisch, Alkohol, Salz, Knoblauch, schwere Speisen, erhitzende Gewürze und Kräuter

Frauenkrankheiten

In diesem Kapitel lässt sich die Entstehung von Krankheit als Folge geistiger Ursachen gut veranschaulichen. Am Beginn von Krankheiten steht eine negative Betrachtung der Tatsachen, die Angst auslöst. Diese führt zu muskulärer Verspannung, die ihrerseits die Haltung verändert. Über die gegenseitige Bedingung von geistiger und körperlicher Haltung habe ich bereits im Abschnitt »Äußere und innere Haltung« in Kapitel 6 gesprochen.
Die ständig nach innen verschränkten Beine einer Frau sind als Ausdruck eines gynäkologischen Syndroms zu deuten, das seinerseits auf einer geistigen Haltung der Scham, der Angst oder von Ähnlichem beruht. Die verschließende Körperhaltung drückt auf die Unterleibsorgane. Schmerzen entstehen in der Leistengegend, im unteren Bauch. Der Druck wird stärker, die Spannung erhöht sich, und so entwickelt sich z.B. eine Zyste.

Zysten – kalte Ursache

Eine Zyste im Bauch bildet sich, wenn unter Druck Flüssigkeit in einen Bereich geschoben wird. Diese Flüssigkeit bewegt sich in eine Richtung, aber nicht wieder zurück. Der Mechanismus ähnelt dem eines Ventils, das sich nur in eine Richtung öffnen lässt. Bei hohem Druck ist die Flüssigkeit in einer Blase gefangen. Sobald sich der Bauch entspannt, lässt der Druck nach, und so entspannt sich auch das Ventil. Es öffnet sich allmählich und die Flüssigkeit

kann wieder entweichen. Folglich behandle ich eine Zyste, indem ich Spannung entferne. Sobald das betroffene Organ sich entspannt, verschwindet auch die Zyste. Das funktioniert auch, wenn es der Frau gelingt, Stress aus ihrem Alltagsleben zu entfernen.
In den überwiegenden Fällen haben Zysten einen psychogenen Ursprung, der zu einer gesundheitsschädlichen Haltung führt. Sie haben eine *kalte Ursache* und in der Regel auch einen *kalten Verlauf*. In diesem Fall lassen sie sich durch Drainage und Kräutertherapie gut behandeln. Wenn sie allerdings einen heißen Verlauf nehmen, sich beispielsweise entzünden, müssen sie operativ entfernt werden.

Myome – heiße Ursache, kalter Verlauf

Im Gegensatz zu Zysten haben Myome eine heiße Ursache. Sie entwickeln sich anstelle eines Wunschkindes, wenn der männliche Same zur Befruchtung der Eizelle ausbleibt. Es entsteht eine gutartige Geschwulst. Als heiß gilt die Ursache dieser Entwicklung wegen der überschießenden Energie, die für das Wachstum des Myoms erforderlich ist. Ihr weiterer Verlauf ist kalt, denn das Myom ist verkapselt und streut nicht.

Praxisbeispiel: Schmerzen im unteren Rücken und Unterleib

Eine neununddreißigjährige Frau geht wegen Schmerzen im unteren Rückenbereich, am Hüftgelenk und am Steißbein zum Orthopäden und wird zur physiotherapeutischen Behandlung an mich weiterüberwiesen. Als sie mich aufsucht, leidet sie unter diffusen Unterleibsschmerzen, Harndrang und Verstopfung.
Bei der Untersuchung sind zwei Myome mit einer Größe von zwei und vier Zentimetern tastbar. Ich stelle fest, dass es sich um

ein Wind-Problem handelt. Aufgrund energetischer Defizite ist der untere Bauch verspannt oder ausgeschaltet. Ich gleiche aus, verbessere die Kanalisation und insgesamt die energetische Versorgung.
Das Hüftgelenk befindet sich auf der gleichen Höhe wie der Uterus. Das Problem für viele Frauen ist, dass ihre Schmerzen häufig in den Zuständigkeitsbereich entweder von Orthopäden (harte Teile, Skelett) oder von Gynäkologen (weiche Teile) fallen. Physiotherapeuten befassen sich in der Regel mit dem Bewegungsapparat und der Beseitigung von Schmerzen in diesem Bereich. Aber eine Verbindung zwischen diesen Bereichen findet nicht statt. Als Physiotherapeut, der zugleich geschult ist in geistiger Tibetischer Medizin, versuche ich diese Verbindung herzustellen.
Im Gespräch stellt sich heraus, dass die Frau bereits zwei Kinder hat, sich aber noch weitere wünscht. Ihr Mann ist strikt dagegen, zumal die wirtschaftliche Situation der Familie prekär ist. Die Frau befindet sich in einem tiefen Konflikt: Eine neue Schwangerschaft ist ihr verboten, aber sie hat einen enorm starken Wunsch nach einem weiteren Kind. So entwickelt sich anstelle eines Kindes ein eingekapselter Tumor.
Einen ähnlichen Fall erlebte ich zuvor einmal bei einer Patientin, die sich heftig in einen für sie unerreichbaren Schauspieler verliebte. In beiden Fällen verwirklichte sich die unerwiderte Liebe bzw. der verweigerte Kinderwunsch auf andere Weise im Bauch der Frau.
Dahinter verbirgt sich ein Mangel an geistiger Flexibilität. Die Frau hat starre Vorstellungen und kann ihre Liebe nicht auf realistische Ziele richten. Immerhin ist der Tumor gutartig, denn die Liebe ist gut. Er könnte aber bösartig werden, wenn sich eine große Wut entwickelt.
Ein Tumor zeigt sich immer am energetisch stärksten Organ, d.h. einem mit einem starken Lebenswillen. Findet die Energie kein Ventil und bleibt im Organ stecken, so bildet sich dort etwas

Neues: Anstelle eines Wunschkindes wächst ein Myom. Die Gebärmutter ist das Organ, das für die Entwicklung von neuem Leben prädestiniert ist. Fehlt der Samen für die Fruchtbildung, kann sich etwas anderes bilden.
Das bedeutet keinesfalls im Umkehrschluss, dass sich bei einer Frau mit nicht erfülltem Kinderwunsch ein Myom entwickeln *muss.* Viele Faktoren spielen eine Rolle: die Stärke des Organs, des Immunsystems oder des Verbots, ein Kind zu bekommen. Nur wenn solche Komponenten in einem starken Ungleichgewicht sind, kann sich ein Myom entwickeln. Meistens erkennt man erst im Rückblick, warum ein Myom in welchen Zusammenhängen entstehen konnte.

Die Lung-Frau braucht unbedingt Erdung und Beruhigung durch Entspannungstechniken, eine typgerechte Ernährung und Kräutertees (siehe den Abschnitt »Mittel der Tibetischen Kräutermedizin« im Anhang).

Die Entwicklung von Myomen bei der Tripa-Frau ähnelt der beim Lung-Typ, wobei die Organe in der Regel besser versorgt sind. Die Tripa-Frau braucht ebenfalls Beruhigung: Entspannungstechniken, eine typgerechte Ernährung und Kräutertees sind hilfreich (siehe den Abschnitt »Mittel der Tibetischen Kräutermedizin« im Anhang).

Wegen des großen, weichen Bauchs sind Myome beim Badkan-Typ oft nicht tastbar. Manuelle Therapie wie Lymphdrainagen sowie typgerechte Ernährung sind hilfreich.

Endometriose – heiße Ursache mit heißem oder kaltem Verlauf

Noch komplexere psychische Hintergründe hat die Endometriose, eine Krankheit mit heißer Ursache und meist auch heißem Verlauf. Gallige Prozesse gehen mit ihr einher, weswegen immer auch Leber- und Blutwerte analysiert werden sollten. Wie auch bei Myom-Patientinnen ist bei einer Endometriose mit Anomalien im Leber- und Blutbereich zu rechnen.

Endometriose bedeutet, dass das Endometrium (Gebärmutterschleimhaut) sich außerhalb der Gebärmutter ausbreitet: in den Darm oder die Bauchhöhle, in die Eierstöcke, manchmal sogar bis in Lunge oder Gehirn. An falscher Stelle wuchernde Gebärmutterschleimhaut wird in der Regel operativ entfernt. Von dieser Störung ist mittlerweile jede zehnte Frau betroffen.

Über diese verbreitete gynäkologische Krankheit habe ich mich ausgiebig mit Gynäkologen ausgetauscht: Welche Ausprägungen hat diese Krankheit aus schulmedizinischer Sicht, und wie lässt sie sich aus Sicht der Tibetischen Medizin erklären?

Die Gebärmutterschleimhaut findet keine Ruhe, was man ihr sogar ansieht. Chirurgen sprechen davon, dass das Gewebe »unruhig« aussehe. Diese Unruhe kann also die organische Grundlage für die Entwicklung der Endometriose sein. Die Gebärmutterschleimhaut wuchert in Bereiche außerhalb des Uterus und ist meist entzündet. Die Endometriose ist von vaginalen oder allgemeinen Unterbauchschmerzen geprägt, sowohl vor als auch nach der Menstruation.

Die nachfolgenden drei Praxisbeispiele zeigen, dass die Endometriose sowohl einen heißen Verlauf (Beispiele 1 und 2) als auch einen kalten Verlauf (Beispiel 3) nehmen kann.

Praxisbeispiel: Chronische Rückenschmerzen durch Endometriose

Eine Frau Mitte dreißig kommt wegen chronischer Rückenschmerzen zu mir. Die Pulsuntersuchung sowie das Abtasten des Rücken- und Bauchbereichs ergeben, dass die Ursache der Beschwerden im gynäkologischen Bereich liegen muss. Das erste Gespräch bestätigt meine Vermutung: Die Frau wurde zuvor schon wegen Endometriose behandelt, auch mit Hormonen, die sie aber wegen der Nebenwirkungen – extreme Stimmungsschwankungen und Schlafstörungen – wieder absetzte.
In weiteren Gesprächen kommen folgende Zusammenhänge zur Sprache: Die Frau, die mit Männern schlechte Erfahrungen gemacht hat und mehrfach ausgenutzt und verlassen wurde, befindet sich auf einem Rachefeldzug gegenüber dem männlichen Geschlecht. Sie lernt Männer in Discos und Bars kennen und hat häufigen Geschlechtsverkehr mit ihnen, empfindet dabei aber kein Vergnügen. Der Sex ist schmerzhaft; oft fühlt sie nichts. Sie leidet unter Juckreiz und einem stark riechenden Ausfluss. Den Männern gegenüber gibt sie sich nett bis gleichgültig, ist jedoch innerlich aggressiv. Sex ist für sie eine Maßnahme, das männliche Geschlecht zu bestrafen. Dabei möchte sie am liebsten heulen.
Woher kommt diese Aggressivität? Diese Frau ist unbewusst dauerhaft empfängnisbereit. Aber ihr Angebot wird nicht angenommen. Nun beginnt die Frau zu kämpfen. Sie stellt ihre weiblichen Eigenschaften erst recht zur Schau und macht auf sich aufmerksam. Die Aktivitäten, mit denen sie ihre Empfängnisbereitschaft ausdrückt, verstärken sich noch. Die unerfüllte sexuelle Dauerbereitschaft führt zu einer Konfrontation: Die Frau lebt ihre Weiblichkeit mit einer ungeheuren männlich-aggressiven Energie. Vordergründig wirkt ihr Verhalten widersprüchlich, denn sie *hat* ja Geschlechtsverkehr. Tatsächlich nimmt sie die Pille und verhindert so selbst das, was ihre Biologie am meisten fordert. Hier haben wir es mit einem tiefen Konflikt zwischen biologischen Bedürfnis-

sen und gesellschaftlichen Zwängen zu tun. Da die Frau keinen festen Partner hat und sich aus finanziellen Gründen kein Kind leisten kann, läuft ihr Wunsch nach einem Kind ins Leere.
Manuell entferne ich die Spannung aus Bauch und Rücken, wodurch die Frau es sich erlauben kann, weniger kämpferisch zu sein. Nachdem ihr durch unsere Gespräche bewusst geworden ist, dass sie sich auf ihrer ganz eigenen Vendetta gegenüber allen Männern befindet, gelingt es ihr allmählich, ihre Sicht und Verhaltensweisen zu ändern.
Gegen die Geruchsbildung empfehle ich ihr Kamille-Kompressen, die sie in Form von Tampons benutzt. Diese werden in ein Mandelöl getaucht, in das in homöopathischer Dosierung ätherisches Kamille-Öl getropft wird. (Ätherische Öle können aggressiv auf Schleimhäute wirken, weswegen sie bei innerer Anwendung nur in extremer Verdünnung zum Einsatz kommen.)
Allmählich zeigt sich eine deutliche Verbesserung: Sowohl der Geruch als auch die Rückenschmerzen sind verschwunden.

Praxisbeispiel: Unerfüllter Kinderwunsch

Eine Patientin mit Kinderwunsch empfängt nicht, trotz regelmäßigen Geschlechtsverkehrs und einiger Versuche mit künstlicher Befruchtung. Nach einjähriger Therapie, die vor allem auf Beruhigung zielt, nimmt ihre gelockerte Gebärmutterschleimhaut endlich die befruchtete Eizelle auf. Aber schon nach wenigen Wochen wird diese wieder abgestoßen. Warum?
Stellen wir uns die Gebärmutter wie eine Blüte vor. Sie will befruchtet werden und öffnet tagsüber ihre Blütenblätter weit. In der Nacht, bei Kälte und Regen schließt sich die Blüte. So schützt und regeneriert sie sich. Die Frau aber schafft es nicht – bildhaft gesprochen –, ihre Blütenblätter um das eingenistete Ei zu schließen. Ihre Gebärmutterschleimhaut bleibt zwecks weiterer Empfängnisbereitschaft aktiv. Ein Embryo kann sich aber nur in einer ruhigen Umgebung entwickeln.

Therapeutisch gesehen, sollte die Patientin nach der Befruchtung »stillgelegt« werden: durch Beruhigung des Unterbauchs und vor allem durch Veränderung der Gedankenformen. Hilfreich ist es für sie, sich neu zu definieren. Sie sollte sich nicht länger als eine Frau sehen, die empfangen möchte, sondern vielmehr als eine, die den Keim in sich schützend umschließt. Für eine gewisse Zeit hat in ihrem Selbstbild die sexuell attraktive Frau hinter der Mutterfunktion zurückzutreten. Geführte Meditationen können dabei helfen. Sobald eine Frau empfangen hat, ist es nötig, dass sie sich schließt. Die weibliche Selbstdarstellung nach außen muss beruhigt werden.

Die Pubertät als kritische Zeit
Übrigens sind Mädchen schon zu Beginn der Geschlechtsreife von einem gynäkologisch bedingten psychoemotionalen Ungleichgewicht betroffen. Bei ihnen stellt sich das Problem oft folgendermaßen dar: Biologisch werden sie mit ungefähr zwölf Jahren geschlechtsreif und könnten Kinder bekommen. Gesellschaftlich gesehen, erlangen sie die Reife zur Mutterschaft aber erst mit achtzehn. Einerseits weckt die Biologie in ihnen das Gefühl »Ich bin jetzt Frau« und damit die Bereitschaft zu empfangen. Andererseits passt dies nicht zu ihrem sozialen Kontext.

Nicht ohne Grund gilt die Pubertät als eine kritische Zeit. Denn mit der Entwicklung der Empfängnisbereitschaft setzen autonome Uterusbewegungen ein, die zu Unruhe führen. Die Mädchen möchten diese neue Unruhe, diese Reizung im Bauch beruhigen. Sinnvollerweise sollte diese Beruhigung in nichtsexuellen Bereichen stattfinden: im Sport, bei der Konzentration auf schulisches Lernen und soziale Beziehungen. Werden die Mädchen allerdings alleingelassen, werden sie nicht oder falsch aufgeklärt, versuchen sie ziellos, die neu entstandene Unruhe in ihrem

Bauch durch sexuelle Handlungen zu beruhigen. Hier findet eine Fehlleitung statt.
Unwissenheit – »Verblendung« – führt dazu, dass die biologische Empfängnisbereitschaft nicht sublimiert werden kann, sondern die Mädchen sich unkontrolliert auf sexuelle Kontakte einlassen, die ihnen nicht gerecht werden.
Eine vertrauens- und liebevolle Erziehung hilft zu verhindern, dass aus dieser fehlgeleiteten überschießenden Sexualität Krankheiten wie Endometriose oder Myome entstehen.

Kalter Verlauf der Endometriose
Aus dem heißen Verlauf der überschießenden Empfängnisbereitschaft kann sich – je nach Charakter und persönlichen Erfahrungen der Frau – ein kalter Verlauf entwickeln: Schlechte Erfahrungen können zu Schmerzen beim Geschlechtsakt führen. Manche Frauen entwickeln eine Endometriose aus sexuellem Defizit, da sie aus Angst vor den Schmerzen keinen Geschlechtsverkehr haben.
Wenn Frauen krank werden, weil sie wissen, dass sie empfängnisbereit sind, aber Angst vor der Schwangerschaft haben, z.B. aus gesellschaftlichen Gründen nicht schwanger werden dürfen oder wollen, dann hat die Krankheit ebenfalls kalte Ursachen. Während die heiße Endometriose aus einer zu starken Öffnung und Empfängnisbereitschaft resultiert – »Nehmt mich um jeden Preis!« –, geht die kalte Endometriose auf das Gegenteil zurück: auf die Angst vor Schwangerschaft: »Nehmt mich auf keinen Fall!«
Für manche Frauen bedeutet die Schwangerschaft eine Veränderung, die sie kaum ertragen können. Es ist so, als erwarte man mit Freude einen Gast in seinem Haus. Vielleicht bereitet man ein Zimmer besonders schön vor, streicht es, möbliert es. Endlich kommt der Gast, aber

nach zwei Wochen hat er alles umgestellt, eine Riesenunordnung gemacht und ist zudem unverschämt fordernd. Die gerade schwanger gewordene Frau weiß, ihr Gast bleibt noch neun Monate, wird immer größer und fordernder und wird schließlich die ganze Wohnung in Beschlag nehmen. Panik kommt auf, und die Frau verliert das Kind. Dieser Abgang passiert aufgrund von großer Angst vor unkontrollierbaren Veränderungen.

Praxisbeispiel: Angst vor Schwangerschaft

Eine Frau Mitte dreißig kommt wegen anhaltender Hüftschmerzen in meine Praxis. Ich erfasse eine starke Spannung im ganzen Körper, und die Tastuntersuchung zeigt insbesondere eine Verhärtung im Unterleib. Eine Untersuchung bei ihrer Gynäkologin ergibt, dass die Frau eine Endometriose hat.
Während der mehrwöchigen Behandlung konzentriere ich mich vor allem darauf, die Frau durch manuelle Therapie zu entspannen.Ich erfahre allmählich, dass sie einerseits gern ein Kind hätte, andererseits sexuelle Probleme hat, insbesondere Schmerzen beim Geschlechtsverkehr. Im Gespräch über ihre Familiengeschichte zeigt sich die psychogene Ursache ihrer extremen, schmerzhaften Verkrampfung: Ihre Mutter bekam sie im Alter von erst fünfzehn Jahren, wurde von der Familie verstoßen und zog mit dem Baby in ein Heim. Diese Ächtung hat sie nie verwunden und ihrer Tochter zeitlebens vermittelt: Schwangerschaft ist etwas Verwerfliches!

Typenspezifische Behandlung der Endometriose

Die Tripa-Endometriose ist entzündlich. Galle ist häufig die Ursache von starkem Juckreiz. Sie muss daher reduziert werden. Ausflüsse sind aufgrund des hohen Galleanteils gelb und übelriechend. Tampons mit Mandel-

Kamille-Öl helfen. Die Frau braucht vor allem Beruhigung. Durch zu viel Galle kann die Krankheit irgendwann bösartig werden, etwa aufgrund psychogener Ursachen wie Wut gegenüber dem anderen Geschlecht oder Wut auf sich selbst und dem Wunsch, sich zu bestrafen.
Die grundsätzliche Therapie besteht darin, dass der Frau ihr primäres Verlangen bewusst wird. Wodurch entsteht die Unruhe im Unterleib? Was steckt hinter dem sexuellen Verlangen? Wie kann man das Verlangen erfüllen, jenseits sexueller Mechanik? Für Lösungen sind Vorstellungskraft erforderlich – und sehr viel Ruhe und Entspannung.

Beim Lung-Typ ist die Scheide trocken, sie produziert nicht genügend Schleim und schmerzt beim Geschlechtsverkehr. Diese Endometriose hat oft eine kalte Ursache, etwa ein sexuelles Trauma.
Psychotherapie wäre sinnvoll, aber ich bin bei Lung-Menschen zwiespältig, was diese Möglichkeit angeht. Denn die Psychotherapie schaltet nur die intellektuelle Ebene ein. Gerade bei Lung-Typen, bei denen sich energetisch ohnehin viel im Kopf abspielt, wird in der Psychotherapie der Wind im Kopf noch zusätzlich bewegt. Körperkontakt ist dort nicht vorgesehen.
Die Lung-Frau braucht aber unbedingt Erdung. Die findet sie eher in Form von Massagen, Bädern, allen Anwendungen, bei denen sie den ganzen Körper spürt, nicht nur das Endometrium. Entspannungstechniken, zärtliche Berührungen und Ölanwendungen, z. B. mit Mandelöl, zur vaginalen Befeuchtung sind hilfreich.

Beim Badkan-Typ ist die Endometriose schleimig mit geruchlosen und weißen Ausflüssen. Die große Badkan-Frau ist zurückhaltend, sie sucht nicht unbedingt ständig nach neuen Sexualpartnern. Ihre Endometriose wächst

immer weiter, und sie hält den Prozess aus. Auch verfolgt sie keine Vendetta. Und doch hat eine tiefe Verletzung stattgefunden.
Hilfreich ist es, sich die psychogenen Ursachen dieser Entwicklung bewusst zu machen. Die Badkan-Frau sollte darauf achten, sich typgerecht zu ernähren und zu verhalten.

Kampfstätte Sexualität
Die Sexualität ist ein sehr sensibler Bereich, in dem sich der Konflikt zwischen Biologie und Gesellschaft deutlich zeigt, entweder als heißer, extrovertierter oder als kalter, introvertierter Kampf. Auf dieser Grenze vollführen viele Mädchen und Frauen einen schwierigen Balanceakt.
Warum kommt die Endometriose heutzutage so häufig vor? Hier kann man nur spekulieren. Hängt es damit zusammen, dass aufgrund von Emanzipation und empfängnisverhütenden Möglichkeiten die Sexualität von der Reproduktion entkoppelt wurde? Die Natur zielt auf Reproduktion, die modernen Menschen aber haben andere Vorstellungen. Sie wollen sich beruflich oder sexuell verwirklichen, wechselnde Partner haben oder Partner des gleichen Geschlechts. Von ihrem biologischen Bedürfnis her ist die Endometriose-Patientin eine Frau, die mit männlichen Waffen kämpft – in einem Konflikt zwischen der Biologie einerseits und Gesellschaft bzw. Moral andererseits.

Halsbeschwerden

Halsbeschwerden können Symptome eines Halswirbelsäulen-Syndroms sein (siehe Kapitel »Wirbelsäulenbeschwerden: von der ›Blume des Herzens‹ und dem ›Wind des Herzens‹«). Der Lung-Typ hat oft einen fast ausge-

trockneten Hals. Hier ist die Situation häufig die einer Selbsterdrosselung. Der Mensch erlaubt es sich nicht, sich selbst zu verwirklichen. Ständig steigt der Wind nach oben und jagt ihm tausend Gedanken durch den Kopf. Er könnte enorm produktiv sein, aber die herausragenden Ideen lösen einander ab, ohne dass sie verwirklicht werden.
Häufig sind Lung-Typen mit HWS-Syndrom starke Raucher, die ihre Lungen mit Rauch belasten. Ihr Kopf könnte vor lauter Gedanken bersten, die Hände und Füße sind kalt, ihr gesamter Körper arbeitet wie ein Kraftwerk permanent auf Gas-Basis. Je kühler ein Mensch ist, desto mehr arbeiten die Zentralorgane, insbesondere das Gehirn. Das Phänomen der Selbsterdrosselung kann sich auch in einer *Schilddrüsendysfunktion* äußern.
Behandlung: Ein Lung-Typ mit diesen Beschwerden braucht Beruhigung, Entspannung und Wärme. Warme Strukturen müssen geschaffen werden: Gemütlichkeit und innerer Frieden. Die Devise sollte sein: loslassen, sich nicht verzetteln. Er sollte nicht ständig versuchen, alles gedanklich in Ordnung zu bringen, alles zu organisieren, den Wind in jede Ecke zu blasen.
In die Behandlung müssen verschiedene Körperteile einbezogen werden. So gilt es, Lunge und Darm, die typischen Wind-Organe, zu beruhigen. Dort versuchen wir den Druck zu reduzieren, damit der Wind nicht so stark nach oben steigt. Hier bieten sich neben der typgerechten Ernährung Atemtechniken, Darmbehandlung und eine osteopathische Behandlung der Organe an. Auch ist eine Verhaltensänderung nötig; insbesondere sollte das Rauchen aufgegeben werden.

Wie man leichter mit dem Rauchen aufhören kann

Raucher wissen, wie schwer das Aufhören ist und wie leicht man scheitert. Für viele Menschen ist es einfacher, sich überschaubare Teilaufgaben zu stellen. In einem ersten Schritt empfehle ich meinen Patienten, nicht während des Gehens zu rauchen. In der Bewegung ist der Kreislauf aktiviert und Nikotin verbreitet sich besonders schnell im Körper. So kürzen sie den Konsum um sagen wir vier Zigaretten am Tag. Beim nächsten Mal schlage ich vor, auf das Rauchen an der Bushaltestelle zu verzichten. Ohnehin ist man dort meist verstärkten Autoabgasen ausgesetzt. Das ergibt eine weitere Reduktion.

Beim nächsten Mal rege ich an, überhaupt nicht mehr draußen zu rauchen. Dort ist es oft hektisch genug, da muss der Körper nicht noch zusätzlich belastet werden. Die schrittweise Verminderung des Zigarettenkonsums wird an eine Achtsamkeit hinsichtlich der eigenen Lebensumstände gekoppelt. So ist es leichter, innerhalb von drei Monaten von dreißig auf drei Zigaretten zu reduzieren, als wenn man von heute auf morgen aufhören will und dann doch scheitert.

Praxisbeispiel: Tinnitus, Kopf- und Nackenschmerzen

Eine sechsundfünfzigjährige Frau kommt wegen eines Tinnitus zu mir. Sie ist zuvor bei drei Ärzten gewesen, die ihr Vitamine, eine Sauerstofftherapie angeboten und viel Schlaf verordnet haben. Nichts hat sich verändert. Im Gegenteil hat sich ihre Sicht verschlechtert, sie hat ihren Geschmackssinn verloren, und der Kloß in ihrem Hals ist noch dicker geworden. Schluckbeschwerden sind neu hinzugekommen. Tatsächlich leidet sie vor allem unter diesem »Kloß im Hals«, aber da sie dieses Phänomen nicht als Krankheit betrachtet, nennt sie den Tinnitus und regelmäßige Kopfschmerzen als ihr Hauptproblem.

Eine Arbeitskollegin, mit der sie einmal kurz über ihre Probleme sprach, riet ihr, sich beim Orthopäden wegen Schmerzen im Nacken- und Schulterbereich krankschreiben zu lassen. Diese Schmerzen passen zu ihrer sitzenden Computertätigkeit. Die Frau wird krankgeschrieben und zum Physiotherapeuten geschickt. Sie hat Glück, dass sie durch Empfehlung ins Umahaus gekommen ist.
Vorsichtig untersuche ich die Frau. Da sie ein Lung-Typ ist, vermeide ich es, mit dem Hals anzufangen. Er ist extrem verspannt und schmerzempfindlich. Insgesamt wirkt die Patientin sehr sensibel. Ihre Kopfhaut empfindet sie als schmerzhaft, und selbst die Haare tun ihr weh. Dort kann ich nicht mobilisieren. Ohnehin ist der Halsbereich für sie – typisch für Lung-Patienten – angstbesetzt.
Also beginne ich mit der linken Hand, taste bis zum Ellbogen und zur Schulter, bearbeite Schulterblatt, vorderen und hinteren Brustkorb, Brustbein und Wirbelsäule. Die Atmung beruhigt sich allmählich. Schließlich kommt ein tiefer Seufzer. Ich fordere die Frau auf, diesen zu wiederholen, und nach einigen tiefen Atemzügen kommen ihr die Tränen. Es ist wie ein Durchbruch zu ihren tieferen Empfindungen.
Nun kann ich auch den Hals- und Rachenbereich anfassen und die Zungenwurzel massieren. Langsam massiere ich die Ohren und den Kopf der Patientin.
Was steckt hinter den körperlichen Beschwerden? Ich erfahre, dass die Frau seit langem unter Stress steht: Sie ist berufstätig, hat einen anstrengenden Chef und, wenn sie abends nach Hause kommt, einen fordernden, unkooperativen Mann, der versorgt werden will. Seit vielen Jahren besteht zwischen den Eheleuten keine Kommunikation mehr. Dass sie ihren Mann mal geliebt hat, ist lange her, aber sie will das nicht wahrhaben. Sie hat ihm ein Eheversprechen gegeben und kann davon nicht abrücken.
Tief in ihrem Innern weiß sie, dass sie nicht nur ihn nicht mehr liebt, sondern sich selbst und die ganze Welt ebenso wenig.

Diese Frau hasst ihr Leben. Nirgendwo erhält sie Zuneigung und emotionale Wärme, nicht zu Hause, nicht bei der Arbeit, nicht beim Arzt oder Psychiater, den sie auch schon mal aufgesucht hat und der ihr Antidepressiva gab.
Durch die Behandlungen in meiner Praxis und im weiteren Behandlungsverlauf auch durch Moxibustionen am Sternum (Brustbein) fühlt sie sich immer freier. Ihr Hals- und Brustbereich entspannt sich zunehmend. Emotionen äußern sich. Sie wird offener. Wir weiten die Behandlung auf den unteren Körperbereich aus. Ich entspanne den Bauch- und Steißbeinbereich und wärme ihre Knie.
Das Knie ist das größte Gelenk des Körpers. Eine Tiefenwärmung ist insbesondere für einen Lung-Typ enorm hilfreich. Sie wirkt geradezu so, als würde das gesamte Skelett gewärmt. Die Menschen empfinden die Wärme bis »auf den Knochen« oder auch »bis ins Mark«. Sie reagieren mit neuer Lebendigkeit auf diesen Impuls, manchmal auch mit Angst vor ihren Gefühlen, die dann hochkommen.
Die Frau muss sich erlauben, Salze aus dem Toten Meer zu kaufen, damit abends nach der Arbeit Bäder zu nehmen und dabei Kerzen aufzustellen, ohne sich von ihrem Mann tyrannisieren zu lassen. Ich benutze dieses Klischee als Variable für alles, was der Frau Lebensqualität schenkt. Sie soll den Mut entwickeln, etwas zu tun, wodurch sich das Verbot, unter dem sie steht, auflöst – und damit auch der Kloß in ihrem Hals.
Sie fertigt eine Liste der Dinge an, die sie gern machen würde. Es läuft darauf hinaus, dass sie ihrer Wirklichkeit ins Auge sieht und mehr auf sich und ihre ureigenen Bedürfnisse achtet. Am besten wäre es, wenn sich eine neue Kommunikation zwischen den Eheleuten entwickelte, wofür wahrscheinlich eine gemeinsame Therapie nötig ist.
Die Entwicklung dieser Frau kann ich anfangs begleiten. Ihre körperlichen Beschwerden lässt sie mehr oder weniger hinter sich: Der Hals entspannt sich, und Kopfschmerzen und Tinnitus sind

nach drei Wochen weitgehend verschwunden. Sie schafft es, sich gewisse Freiräume zu erkämpfen, sowohl gegenüber ihrem Chef als auch ihrem Mann. Der reagiert auf seine Frau mit dem neuen Selbstbewusstsein weniger sauer als abwartend. Ob die Eheleute langfristig wieder zueinanderfinden, kann ich ihnen nur wünschen. Die Frau habe ich aus den Augen verloren.

Diese Patientin ist kein Einzelfall. In meiner Praxis erlebe ich es öfter, dass Menschen mit einem »Kloß im Hals« kommen. Oder sie haben »die Schnauze voll«. Sie sind überlastet. Ihnen sind die Motivation und der Lebenswille verloren gegangen. Sie haben sich selbst – metaphorisch – erdrosselt.
Die Muskulatur im Hals- und Rachenbereich ist so angespannt, dass es zu Wirbelblockaden kommt, möglicherweise mit neurologischen Ausfällen, vor allem aber mit Durchblutungsstörungen im Kopf. Die Kopfversorgung wird unterbrochen und die Folgen sind Kopfschmerzen und Schlafprobleme, Seh- und Hörsturz, Tinnitus-Situationen, manche verlieren den Geruchs- und Geschmackssinn.

Behandlung von Blockaden im Halsbereich

Eine Blockade in der Halsgegend ist beim Lung-Typ lokal sehr gut zu behandeln, da der verspannte Wirbelbereich manuell leicht deblockiert werden kann. Da beim Lung-Typ die Unruhe im unteren Körper, im Darm und in den Sexualorganen entsteht, behandelt die Tibetische Medizin Beschwerden an Hals und Nacken nicht nur dort, sondern wegen der Verbindung zwischen Schädel und unterer Wirbelsäule (kraniosakrale Verbindung) achtet sie zusätzlich auf eventuelle Schmerzen im Becken-, Steißbein- und Hüftgelenksbereich.
Das Nervensystem muss unterstützt werden. Dazu eignen

sich Massagen. Einem Basisöl kann man verschiedene wärmende ätherische Öle zusetzen, z. B. Eukalyptus, Basilikum, Muskatnuss, römische Kamille und Sandelholz. Man kann diese Öle auch auf die Brust reiben und einatmen.
Eine typgerechte Ernährung und warme Ölmassagen sind hilfreich.

Auch beim Tripa-Typ können Halsbeschwerden Ausdruck der Selbsterdrosselung sein. Sie gehen einher mit einem erhöhten Blutdruck, einer gelblich-rötlichen fettigen Haut und einem aggressiven Auftreten. In Gesicht und Ohren lassen sich Spannungen feststellen. Der Patient selbst spürt die Spannungen im Hals. Während sie beim Lung-Typ daher rühren, dass er sich nichts gönnt, ist die Selbsterdrosselung des Tripa-Typs Ausdruck der Angst, etwas Verletzendes zu sagen oder zu tun.
Aus diesem mentalen Muster entsteht Hitze in der Körpermitte – etwa in der Leber, der Gallenblase, der Milz, im Magen oder in der Bauchspeicheldrüse –, die nach oben steigt und den Hals verspannt.
Die Hitze muss durch eine geeignete Ernährung reduziert und das Nervensystem muss beruhigt werden, damit sie nicht weiter nach oben steigt und die Spannung noch mehr erhöht. Zur Behandlung verwende ich Kräuter gegen Hitze (siehe den Abschnitt »Mittel der Tibetischen Kräutermedizin« im Anhang).

Beim Badkan-Typ entstehen Halsbeschwerden durch Wasser, das aus dem Gehirn (Liquor) sowie aus den Augen, der Nase und dem Mund nach unten sinkt, Schnupfen hervorruft, die Mandeln verschleimt und sie entzündet. Bei einem Übermaß an Wasser können die Ohren taub werden, aber nicht wie beim Lung-Typ durch Tinnitus, sondern mit einem dumpfen und geräuschdämmenden Charakter. Die Zähne schmerzen. Häufig ist die Schilddrüse vergrößert.

Wenn ich einen solchen Patienten frage, ob er in diesem Winter schon eine Mandelentzündung hatte, reißt er die Augen auf: »Woher wissen Sie das?« Ganz einfach: Nach der Typenlehre liegt diese Entwicklung nahe, ebenso wie eine chronische Bronchitis oder feuchtes Asthma.

Die Badkan-Mandelentzündung bzw. ihre Vorstufe ist leicht zu erkennen: an Verschleimung von Hals und Nase, einem instabil gewordenen Halsgelenk, das aufgrund der vielen Flüssigkeit so weich geworden ist, dass es nicht mal mehr im Halsbereich knackt. Der Kopf wird durch flüssige Verstopfung nicht mehr ausreichend durchblutet, alles wird langsam und träge.

Behandlung: Die schleimige Verklebung erfordert eine austrocknende Behandlung, hauptsächlich über die Ernährung.

Bei Badkan-Halsschmerzen wird oft eine Stärkung der Halsmuskulatur empfohlen. Meiner Meinung nach ist dies nicht so wichtig wie Entspannung und Wärme, trockene Massagen und Lymphdrainagen.

Die klebrige, dichte Flüssigkeit im Gewebe muss durch das Trinken von Honigwasser verdünnt werden, damit sie bis zur tiefliegenden Muskulatur herausdrainiert werden kann. So wird der Hals als Leitung wiederhergestellt und die Kommunikation zwischen Kopf und Körper funktioniert wieder.

Auch die entsprechenden Organe müssen behandelt, d. h. die Nieren aktiviert werden.

Hilfreich sind eine Badkan-Diät, Bewegung an der frischen Luft und austrocknende Kräuter (siehe den Abschnitt »Mittel der Tibetischen Kräutermedizin« im Anhang).

Kopfschmerzen

Kopfschmerzen haben ebenfalls extrem vielfältige Ursachen. Sie können durch Fehlhaltungen, Stress, Verdauungsstörungen, Muskelverspannungen u. v. m. entstehen.

Tripa-Kopfschmerzen gehen oft mit Gesichtsrötung und Lichtempfindlichkeit einher. Als Ursachen kommen Ärger und Wut in Betracht, auf körperlicher Ebene Störungen der Verdauungsorgane, insbesondere von Leber, Gallenblase und Dünndarm. Im Kopf befindet sich zu viel Druck, der einen heißen Schmerz verursacht.

In Kapitel 1 wurde das Beispiel eines Patienten mit halbseitigem Kopfschmerz dargestellt, der auf ein Steinchen in einem Drüsengang zurückging. Nachdem es entfernt war, hörten die Kopfschmerzen schlagartig auf. Als Tibetischer Heiler darf man sich an diesem Punkt aber noch nicht zufriedengeben. Man kann sich fragen, woher ein Drüsensteinchen kommt. Handelt es sich um Kristalle, die auf eine unausgewogene Ernährung zurückgehen? Dann könnten sie sich erneut bilden und Störungen hervorrufen, möglicherweise an einer anderen Stelle im Körper. Tatsächlich ereignete sich dies bei dem Patienten, der später eine Divertikulitis entwickelte (siehe Abschnitt »Feuer-Typ mit Wind-Krankheit«).

Nach den Lehren der Tibetischen Medizin sind Kristalle häufig Ausdruck einer Hitzeproblematik, die durch ein Zuviel an Galle gekennzeichnet ist. Der Therapeut überlegt also auch, ob eine Umstellung der Ernährung oder bestimmter Verhaltensweisen erforderlich ist, damit sich nicht erneut solche Verdichtungen bilden. Manchmal kann man durch eine Kleinigkeit ein großes Problem zum Verschwinden bringen.

Behandlung: Bei Tripa-Kopfschmerzen sollte man fette Nahrung meiden und stattdessen Bitterstoffe zu sich nehmen, z. B. Artischocke, bittere Kräuter wie Kurkuma, Dill oder Kreuzkümmel, Joghurt und kaltes Wasser. Auch Umschläge mit kaltem Wasser sind hilfreich. Sonne und Hitze sollte man meiden.

Lung-Kopfschmerzen sind kalter Natur und gehen oft einher mit Übelkeit, Schwindel und Depression. Sie können diffus sein und sich bis in die Ohren und Zähne ausbreiten.
Kalter Kopfschmerz entsteht durch mangelhafte Ernährung, durch eine physiologisch oder mental bedingte Abschnürung des Halses mit unzureichender Kopfdurchblutung. Im Gegensatz zum heißen Kopfschmerz ist hier zu wenig Druck im Kopf vorhanden. Die Gefäße fallen zusammen. Die an der hinteren unteren Kopflinie (Linea nuchae) ansetzenden Kopfmuskeln sind häufig überspannt, besonders bei Menschen, die viel vor dem PC sitzen und den Kopf vorgebeugt haben. Die hintere Muskulatur muss ständig gegensteuern. Es kommt zu einer Fehlhaltung.
Behandlung: Ich setze in solchen Fällen auf manuelle Behandlung am Rachen, Entspannung des Mundbodens (häufiges tiefes Gähnen), Auflösung von Blockaden im Kiefer und den zugehörigen Wirbelgelenken sowie auf manuelle Entspannung der Halsmuskulatur. Schlaf, regelmäßige Mahlzeiten und Ruhe helfen ebenso wie eine mit Tsampa und Ghee (geklärte, d. h. von Wasser, Milcheiweiß und -zucker befreite Butter) angereicherte Hühnerbrühe.

Der Badkan-Typ hat ebenfalls Kopfschmerzen, jedoch weniger Migräne, da er mehr Gewebetoleranz hat. Seine Kopfschmerzen sind dumpf. Sie rühren von einer Schleimstörung im Kopf: Die Augen tränen, Stirnhöhle und Ohren sind zu, im Mund bildet sich zu viel Speichel, die Zunge ist weiß und feucht. Wie bei einem verstopften

Abflussrohr kann auch hier die Flüssigkeit nicht mehr ablaufen.
Behandlung: Die verstopften Kanäle müssen befreit werden, mechanisch durch Lymphdrainage, des intra- und des extrazellulären Raums sowie durch eine Nasendusche (siehe den Abschnitt »Äußere Anwendungen« in Kapitel 8); chemisch mit Aspirin oder flüssigkeitstreibenden Kräutern wie Minze, z.B. in Form von Minzbonbons. Eventuell ist Wärme nötig: Wie bei einer verschmutzten Pfanne braucht man zur Fettlösung heißes, nicht kaltes Wasser.

Migräne

Menschen mit Verspannungen im Kieferbereich, in der vorderen Halsregion, dem Mundboden und der Zungenwurzel halten sich zurück, etwas auszusprechen. Sie haben ein Geheimnis.
In der Tibetischen Medizin wird die Zunge »Blume des Herzens« genannt. Diese Blume wird daran gehindert aufzublühen, weil das Herz geschlossen ist. Die Menschen haben Angst, eine Wahrheit zu sagen, die sie immer schon äußern wollten. Und weil die Blume nicht blüht, bleibt die gesamte Mundmuskulatur einschließlich der Zunge verkrampft.
Meist wird auch der Mund beim Sprechen nicht geöffnet, die Menschen sprechen zwischen den Zähnen. Die ständig zurückgehaltene Öffnung des Mundes verstärkt die Verspannung der Mund- und Kiefermuskulatur. Diese Verspannung entwickelt sich weiter in den Halsbereich und bereitet dem Menschen einen »Kloß im Hals«. Langfristig kann die dadurch entstandene Minderdurchblutung von Kopf und Gesicht zu einer Migräne führen, weil nicht geäußert wurde, was geäußert werden wollte.

Im Fall einer Migräne, eines verspannten Kiefer- und Halsmuskels gilt es also zu untersuchen, welche geistigen Blockaden zu der Verspannung geführt haben. Dabei kann es hilfreich sein, die Verspannung zunächst manuell zu lösen.

Die Bandscheiben in der Halswirbelsäule und die Knorpel der Facettengelenke werden nach einer solchen Lösung besser mit Wasser versorgt. Bei einem deblockierten Gelenk sind die Kontaktstellen weiter voneinander entfernt, die Muskeln sind gedehnt, der Spalt zwischen den Gelenkoberflächen verbreitert sich, und der Druck auf sie wird vermindert. Jeder Chiropraktiker weiß, dass die Auflösung einer Gelenkblockade zu einer besseren Gelenkversorgung führt.

Der Körper macht in dieser Situation die Erfahrung, wie gut sich eine verbesserte Energielage anfühlt. In einer solchen Situation ist der Mensch eher in der Lage, Äußerungsblockaden zu überwinden und offener zu sprechen.

In der Therapie versuche ich, Blockaden immer zuerst körperlich zu lösen. Die Einatempause, das körperliche »Timeout«, befreit von Schmerz. Der Patient ist nun eher bereit, dem Behandler die Lösung seiner geistigen »Verstopfung« anzuvertrauen. Eine Lösung der blockierten Wirbel im HWS-Bereich kann also durch Rückkopplung zu Selbsterkenntnis führen.

Die Migräne kann heiße oder kalte Ursachen haben. Auch wo sie ein Lung-Phänomen ist, kann es sich um einen heißen Kopfschmerz handeln, bei dem Dampf aufsteigt. Er ist entzündlicher Natur. Wenn die Hitze reduziert wird, vermindert sich auch der Druck, der die Spannung bewirkt.

Hautkrankheiten

Praxisbeispiel: Furunkel und Hautrötungen

Eine vierzigjährige Frau kommt nach einem Bandscheibenvorfall zu mir. Beiläufig entdecke ich während der Behandlung Furunkel unter den Achseln. Die Frau ist groß und schwer, aber sehr beweglich. Wir kommen ins Gespräch und sprechen über ihre Haut. Ich erfahre, dass die Furunkel immer wieder auftreten, ebenso wie gelegentliche Rötungen in der Leistengegend.
Wir haben es hier also offensichtlich mit einem Misch-Typ zu tun: Badkan überdeckt einen heißen Kern (siehe auch den Abschnitt »Mischkonstellationen: Krankheiten durch fremde Gifte« in Kapitel 5) mit starken Tripa-Badkan-Elementen, die chronisch geworden sind. Die Hautrötung und Furunkel sind ein Zeichen von Hitze, die durch eine dicke Schleimschicht nach außen brechen.
Ich drainiere. Dann mische ich Vaseline mit kalten ätherischen Ölen, z. B. von Schafgarbe und römischer Kamille, und trage die Salbe auf. Den Rest gebe ich der Patientin zur häuslichen Verwendung mit.
Ich erkläre der Patientin den Ansatz der Tibetischen Medizin im Hinblick auf die Geistesgifte. Sie hört aufmerksam zu und ist bereit, die Tiefenatmung zu machen und eine Tripa-reduzierende Diät zu befolgen, möchte aber nicht mit mir über ihre Wut sprechen. Das ist aus meiner Sicht auch nicht nötig. Es reicht, dass sie die Zusammenhänge erkennt und sich Gedanken dazu macht, auf welchem Weg sie ihre große Wut so kanalisieren kann, dass diese nicht den pathologischen Weg über die Haut nehmen muss. Die Frau ist ein gelenkiger Mensch. Vielleicht macht sie einen Tanzkurs, wenn es ihre Bandscheibe wieder zulässt. Das wäre sicher ein Heilmittel gegen die chronischen Furunkel und Rötungen.

Hauterkrankungen mit Juckreiz haben meistens gallige Hintergründe und brauchen Beruhigung, Kanalisierung und Kühlung. Neurodermitis ist oft ein Zeichen von Wut und nicht ausgelebter Aggression. Wenn man dem Juckreiz widersteht und nicht kratzt, verschwindet er von allein (siehe auch den Abschnitt »Allergien« in Kapitel 7). Natürlich braucht man am Anfang der Behandlung Unterstützung. Oft ist die Haut blutig gekratzt und man benötigt besonders fette Salben, ggf. auch zeitweise Kortison, will man den Reiz primär beseitigen.

Wind trocknet die Haut aus und führt zu Ekzemen, Flechten und Psoriasis. Letztere sind oft eine Mischung aus Wind und Galle und – auch schulmedizinisch – schwer zu behandeln. Die Psoriasis (Schuppenflechte) hat viele Ausprägungen und ist als Krankheit alles andere als eindeutig.
Grundsätzlich helfen regelmäßiges gutes Essen, Sonne und Vitamin D, Salzwasser (ideal: Urlaub am Meer), Entspannung, verstärkte Durchblutung und Tonisierung durch Massagen. Für die häufige Einreibung benutze ich gern Pferdefett. Vor allem braucht der Patient Beruhigung: Die Psoriasis hat immer mit Galle zu tun.

Praxisbeispiel: Psoriasis

Ein guter Freund von mir leidet unter Psoriasis. Er ist ein sensibler, intelligenter, humorvoller Mensch, sehr an Literatur und Kultur interessiert. Sein Beruf als Jurist bringt ihn in einen Zwiespalt. Er ist häufig nicht einverstanden mit dem, was er in seiner Funktion als Anwalt zu vertreten hat, und dass er seine systemkritische Haltung nicht äußern kann, schürt die innere Wut.
Irritationen und Überarbeitung lassen seine Haut zwar aufflammen, aber er hat ein wunderbares Ventil gefunden, wie er die

Hitze hinauslässt und dadurch auch die Haut beruhigt: Es ist sein Humor. Er stellt Situationen oft aus einer urkomischen Perspektive dar, manchmal mit Zynismus, aber meistens mit großem Witz. Ich bin überzeugt, dass die lustige Form, in die er seine Frustration und Wut überträgt, ihm beim Überleben hilft.

Behandlung von Hautkrankheiten: In allen Fällen hilft es, sich typgerecht zu verhalten und zu ernähren. Energien müssen fließen können. Beruhigung ist nötig.

Wirbelsäulenbeschwerden

Die Wirbelsäule ist wie ein Kleiderständer, an dem man viele verschiedene Krankheiten aufhängen kann.

Beschwerden der Wirbelsäule verweisen meistens auf Beschwerden in den jeweiligen Segmenten daneben. Beim HWS-Syndrom (Halswirbelbereich), beim BWS-Syndrom (Brustwirbelbereich) oder bei Beschwerden im Lendenwirbelbereich ist es nicht die Wirbelsäule selbst, die primär krank ist. Die Rückenschmerzen sind ein Symptom, das auf weit mehr als die Wirbelsäule verweist, denn jedes Wirbelsegment steht in einer bestimmten Verbindung zu anderen Körperteilen und Organen.
Neurologie und Orthopädie behandeln kausal körperlich nachweisbare Ursachen für Schmerzen und muskuläre Verspannungen: Bandscheibenvorfall, Knochenerkrankungen und muskuläre Pathologien. Leider hört die Schulmedizin hier meist auf und sucht nicht nach den psychischen Ursachen von Krankheiten und Symptomen. Deshalb sind so viele Patienten auf einer Odyssee von einem Arzt zum anderen in der verzweifelten Hoffnung, von ihren Schmerzen befreit zu werden.

Was die Kenntnis des Körpers und seiner Funktionen betrifft, ist die Tibetische Medizin wie jede andere Medizin. Sie hat nur einen anderen Ausgangspunkt: Sie geht davon aus, dass die Ursache der Krankheit nicht in der Materie, sondern im Geist liegt. Immer wieder analysieren wir alle materiellen Veränderungen im Hinblick auf den Geist. Wo ist der Denkfehler? Welche »Geistesgifte« sind am Werk? Das gilt in besonderem Maße auch für Beschwerden im Zusammenhang mit der Wirbelsäule.

Rückenschmerzen als Symptome unterschiedlicher Erkrankungen

Das BWS-Syndrom äußert sich in Rückenschmerzen zwischen den Schulterblättern. Der Patient kann das linke oder rechte Schulterblatt nicht bewegen, oder er hat Schmerzen hinter dem Brustbein. Häufig ist das ein Symptom für Herzerkrankungen.
Da diese in der Regel internistisch abgeklärt sind, spreche ich hier nur über psychosomatische Syndrome, bei denen noch keine echte Erkrankung vorliegt. Darunter fallen etwa eine Verengung der Herzgefäße, Angina pectoris und andere noch nicht weit fortgeschrittene Herzbeschwerden. Tatsache aber ist, dass das Herz bereits an psychoemotionaler Kälte leidet.
Ein Mensch wurde beispielsweise von seinem Lebenspartner verlassen oder er hat einen anderen geliebten Menschen verloren oder ist verletzt worden. Im linken Brustbereich, zwischen drittem und sechstem Brustwirbel (Lunge–Herz), schlägt sich die Angst vor Einsamkeit nieder. Diese Angst verursacht Kälte und verkrampft die Muskulatur. Die Wirbel blockieren, Rückenschmerzen setzen ein. Häufig gehen sie mit einem prädepressiven Zustand einher, der von der Kälte des Herzens herrührt. In

der Tibetischen Medizin sprechen wir vom »Wind des Herzens«.
Die Behandlung erfordert viel Wärme: sowohl eine dem Typus entsprechende äußerliche Wärmezufuhr durch wärmende Öle und Massage im Herz-Lunge-Bereich wie auch emotionale Wärme.

Schmerzen in der rechten Schulter

Manche Patienten kommen zu mir und haben Schulterschmerzen, können den Arm nicht heben, wissen aber nicht, warum. Die Untersuchung zeigt: Die Schulter ist steif und lässt sich nicht bewegen. Die Hand ist fast krallenförmig, sie haben einen Tennisarm.
Die orthopädische Vordiagnose lautet »Frozen Shoulder«, »Osteochondrose«, »Entzündung« oder »Schulterarthrose«. Sie kann auch sehr differenziert sein wie »Teilruptur der Supraspinatus-Sehnen«. Die von Orthopäden angebotene Therapie besteht in äußerlichen elektrischen Anwendungen oder Stoßwellentherapie. Bestenfalls werden diese Patienten zum Physiotherapeuten geschickt, der an der Schulter zieht.
Natürlich hilft die physikalische Therapie, bei 30 bis 40 Prozent der Patienten zeigt die manuelle oder Stoßwellentherapie eine positive Wirkung. Die Durchblutung wird verbessert. Aber dann folgt ein Rückfall. Warum? Die *Ursache* der Gelenkversteifung wurde bei der Behandlung nicht betrachtet. Gerade im Fall der »Frozen Shoulder« gibt es häufig keine äußeren Anlässe für das Phänomen. Die Schulter schmerzt und versteift sich aus heiterem Himmel. Haben wir es hier mit galligen Verhältnissen zu tun? Und wenn ja, warum gibt es die Ablagerungen?
Im Grunde liegt ein psychisches Ungleichgewicht vor. Das kann eine schlechte Erfahrung sein mit einem entspre-

chenden Schutzreflex. Ablagerungen haben auf jeden Fall mit einer Spannung in der Schulter zu tun, einer Blockade. Sie führt dazu, dass die Blutversorgung in diesem Bereich nicht ausreichend ist. Die Muskeln und die damit zusammenhängenden Sehnen sind zu angespannt, die Gefäße verengt. Die Schulter ist vorgebeugt. Warum?

Wenn ich nach der Untersuchung meiner Patienten zu dieser Frage komme, sind meine psychologische Erfahrung und das Vertrauen des Patienten hilfreich. Wir sprechen über seine Lebensumstände, seine Erfahrungen, überlegen gemeinsam, warum die Schulter sich vorgezogen haben könnte, warum sie so angespannt ist. Steckt Angst dahinter? Was ist in seiner Kindheit vorgefallen? Wurde er geschlagen? Hat er sich oft geprügelt?

Bei einem Rechtshänder kann die steife rechte Schulter sehr wohl Ausdruck eines Selbstverbots sein: Der Mensch erlaubt sich nicht, den rechten Arm zu bewegen. Er stellt sich vor, dass seine innere Aggressivität nur mit diesem ausgelebt werden kann, indem er jemanden schlägt. Möglicherweise hat er als Kind einmal zu fest zugeschlagen und dann drei Jahre gelitten, weil er ein anderes Kind verletzt hat und dafür bestraft wurde.

Hier gibt es einen ungelösten Konflikt zwischen Gewaltphantasien und dem Selbstbild, ein moralischer, guter, friedfertiger Mensch zu sein. Durch die selbst auferlegte Zurückhaltung spannt er unbewusst seine Schulter immer weiter an, bis diese hart, steif und unbeweglich ist. Hier liegt eine mentale Blockade vor.

Die therapeutische Absicht besteht darin, dem Menschen die Erlaubnis zu geben, den Arm zu bewegen, nicht jedoch, ihm die Erlaubnis zum Zuschlagen zu erteilen.

Die Kunst wiederum besteht darin, eine für den Patienten passende Methode zu finden, seine Kreativität nicht mit Gewalt, sondern anders auszuleben. Zum Beispiel einen großen Pinsel in die Hand zu nehmen und mit weit ausholenden Bewegungen und mit roter Farbe Wände anzumalen. Dadurch wird die Schulter besser durchblutet und schließlich gesund.

Der Durchbruch der mentalen Blockade ist doppelt wichtig. Die Erlaubnis, Gewaltphantasien zuzulassen und zugleich die aggressiven Impulse umzulenken, unterstützt die physikalischen Therapien und macht sie effektiver. Es ist sogar möglich, die mentale Blockade in drei, vier Behandlungen zu lösen – das hängt davon ab, wie zugänglich ein Patient ist – und damit das gesamte Problem zu beseitigen.

Hingegen kann man, wenn die mentale Blockade nicht gelöst wird, zwei Jahre physikalisch ohne die geringste positive Wirkung arbeiten. In diesem Fall führt die manuelle Behandlung sogar zu einer erhöhten Spannung und die Symptome verstärken sich.

Ich helfe dem Patienten, eine kreative Ersatzhandlung zu entdecken, z.B. Holz zu hacken. Es gibt natürlich auch phantasievolle Patienten, die selbst erkennen, wie sie ihre Aggression am besten kanalisieren. Die jahrelang die Zähne zusammengebissen haben und endlich herausfinden, was sie am besten kauen und womit sie die Zähne auseinanderbekommen können.

Manche Patienten verliere ich sofort. Zum Beispiel hatte ich einen Schauspieler mit steifer Schulter. Ich fand bei der Untersuchung unter der Achsel einen verhärteten Punkt, der typisch ist für die Unfähigkeit loszulassen. Ich sagte dem jungen Mann, ich nähme ihn wahr als einen Bogenschützen mit angezogenem Arm, der kurz davor ist, den Pfeil abzuschießen, sich dies aber nicht gestattet. Der Pfeil könnte ja jemanden verletzen, und das will er nicht.

Meine Metapher öffnete dem Schauspieler schlagartig die Augen. Er brauchte keine weitere Therapie mehr, da er eigene Strategien des Aggressionsabbaus entwickelte. Schon beim zweiten Besuch in meiner Praxis war der Schmerz verschwunden. Insofern hatte ich zwar einen Patienten verloren, aber einen Freund gewonnen.

Schmerzen in der linken Schulter

Während (bei Rechtshändern) eine steife rechte Schulter auf eine gebremste Aggressivität verweist, ist eine steife linke Schulter das genaue Gegenstück. Man hält den Schild mit links: gegenüber Angriffen, aber auch gegenüber Einsamkeit und zum Schutz gegen ein kaltes Herz. Das Herz empfindet den Angriff, und so schützt man es von allen Seiten: Indem man die linke Schulter vorzieht, dient das Schulterblatt von hinten als Schild, die zum Ohr gezogene Schulter wehrt Angriffe von oben ab, Arm und Hand schützen seitlich vorn.

Die versteifte Schulter auf der linken Seite ist Ausdruck von Angst vor emotionaler Verletzung, die einen hindert, sein Herz zu öffnen. Nur ein einziges Mal hat der Mensch vertraut und sein Herz geöffnet. Was geschah? Er wurde bespuckt und verhöhnt. Das soll nicht wieder passieren. Und deshalb verhärtet sich die Schulter zu einem Schutzschild, manchmal auch auf beiden Seiten, wenn Angst und Aggressivität sich die Waage halten.

Entsprechend behandle ich: Zusammen mit der linken Schulter behandle ich die linke Lunge und besonders das Herz, durch Akupunktur und durch Zuneigung. Ich befinde mich während der Behandlung auf der linken Seite, in Herznähe, fasse großflächig das linke Schulterblatt und den linken Brustmuskel an. So erlange ich das Vertrauen des Patienten und kann ihm den Schulterschild langsam abnehmen, ihm zeigen, dass er bei mir auch ohne Schild sein kann.

Diese Erfahrung kann er mit hinaus in die Welt nehmen, wenn auch nicht naiv und ziellos vertrauend – das hatte er ja schon. Er sollte nicht immer wieder »netten« Fremden in der U-Bahn, in der Öffentlichkeit vertrauen, die sich davon nähren. Aber er muss auch nicht ständig diesen zentnerschweren Schutzschild mit sich herumschleppen. Er soll versuchen, loszulassen und zu entspannen.

Unterstützend wirkt die physikalische Therapie, z.B. Wärmebehandlungen und Massagen. Durch Rückkopplung erfährt das Herz, was Wärme bedeutet, erfährt die Schulter, wie leicht es ist, keinen Schild zu tragen. Durch Rückkopplung erfährt der Körper, wie wohltuend eine gute Durchblutung für das linke Ohr, den Hals und den Kopf ist, und er merkt sich das. Erst verschwinden die Schmerzen für ein paar Stunden, dann für ein paar Tage, dann ein paar Wochen.

Es kommt noch zu Rückfällen, weil die nervenmotorischen und muskulären Strukturen sich unterschiedlich schnell verändern. Daran muss die Dauer der Therapie angepasst werden. Bei einigen Patienten ist sie nach wenigen Behandlungen beendet, bei anderen kann sie bis zu einem Jahr lang dauern. Die Hauptsache aber ist: Die Befreiung einer einzigen Blockade bedeutet eine enorme Veränderung der Lebensqualität. Nicht nur die Blockade der Schulter wird gelöst, sondern auch die allgemeine Entscheidungsunfähigkeit.

Meine Behandlung ist oft eine Kettenreaktion. Ich beseitige ein Symptom, und daraus folgen eine ganze Serie von positiven Veränderungen und eine verbesserte Lebensqualität.

Häufig kommen Patienten mit posttraumatisch bedingten Schulterproblemen zu mir, z.B. nach Schulterbruch durch einen Sturz. Doch selbst in solchen Fällen stellt sich oft heraus, dass bereits vor dem Sturz diese Schulter ge-

schmerzt hatte und der Arm sich nicht hochheben ließ. Die Verletzung kam zustande, weil die Schulter schon steif war. Wäre sie weich gewesen, hätte der Stoß oder der Sturz nicht zwingend zu einem Bruch geführt. Insofern setzt meine Behandlung nicht nach einer Operation an, sondern davor.
Wurden meine Patienten zuvor schon ohne Verletzung operiert, empfinde ich das als einen Verlust, denn ich hätte sie ohne Operation heilen können. Nun muss ich die doppelte Arbeit machen: sowohl die Operationsfolgen behandeln als auch die mentalen und physiologischen Blockaden lösen.

Hüftgelenkschmerzen

Das Becken ist wie das Fundament eines Hauses und verleiht dem Körper Stabilität. Bei zu starker Festigkeit kann es allerdings durch Erdbewegung platzen. Ein zu verspanntes, festes Becken ist in ähnlicher Weise anfällig für Verletzungen. Hinter Beschwerden im Bereich der Lendenwirbelsäule, etwa am Steißbein, sind Ursachen im kleinen Becken, oft auch im Zusammenhang mit Sexualität, in Erwägung zu ziehen.

Praxisbeispiel: Schmerzen in der rechten Hüfte

Eine fünfundfünfzigjährige Frau sucht mich auf, da sie unter zunehmenden Schmerzen im rechten Hüftgelenk leidet. Aus orthopädischer Sicht sind die starken Schmerzen jedoch nicht erklärbar, und eine nachhaltige, hilfreiche Therapie hat es bisher nicht gegeben.
Ich untersuche die Dichte des Pulses, die Elastizität der Gefäße, den Tonus von Haut, Muskulatur und Sehnen und erkenne: Die Patientin hat eine auffällig »stabile«, d. h. im Vergleich zu ihrem

restlichen System zu feste Hüfte. Dieses Gelenk ist dichter als die anderen Körperteile. Warum?
Der Schulmediziner ist zu dem gleichen Ergebnis gekommen, doch hat er die Ursachen für das Problem ausschließlich im physischen Bereich gesucht und sich nach Vorverletzungen etc. erkundigt, die es nicht gab. Behandelt wurde dann mit physikalischer Therapie und Bewegung.
Das ist nicht falsch, aber zu kurz gedacht. Ich mache genau das Gleiche, nur ist meine Absicht eine andere: Nicht nur will ich den Körper beweglicher machen, sondern die energetische Versorgung in dem Gelenk und dem ganzen System wiederherstellen. Und da gehen wir tief in das Unterbewusstsein, in die Angst. Wirkliche mentale Blockaden verändern langfristig die Körperhaltung. So entsteht ein Versorgungsdefizit. Bei meiner Patientin fällt mir auf, dass sie mit leicht nach innen gedrehten Knien läuft und im Sitzen die Beine übereinanderschlägt. Sie hat etwas Verschließendes an sich, so als würde sie sich selbst zumachen. Auf Dauer verkürzt eine solche Haltung die Muskulatur der Adduktoren und Rotatoren nach innen. Langfristig wird die Leistengegend zu wenig versorgt. Durch diese Spannung kann es zur Einengung der Beinarterien kommen, was die Blutversorgung des Beines negativ beeinflusst.
Das Becken hat unterschiedliche Funktionen. Hier werden die Gifte Urin und Kot ausgeschieden. Sein Gelenk ermöglicht die Vorwärtsbewegung. In diesem Bereich finden Reproduktionsvorgänge statt, embryonales Wachstum und Geburt. Das Becken hat eine zentrale erotisch-sexuelle Funktion.
All diese Faktoren müssen bei Hüftbeschwerden beachtet werden: Gibt es ein Problem im Darm, Harn- oder Genitalsystem? Hängt der verschlossene Gang mit Scham zusammen, die der Frau Energie raubt und ihren Unterleib nicht ausreichend versorgt?
Ich konzentriere mich auf eine verstärkte Versorgung von Beinen, Kniegelenken, Füßen, Genitalien, Kleinbeckenorganen, Hüft-

beugern und Muskulatur und versuche durch Akupunktur, Rotlicht, Physiotherapie und gezielte Bewegungen die Patientin dahin zu bringen, dass sie sich ihrer Beine, Hüften und ihres Beckens bewusst wird. Sie versteht, bewusst und unterbewusst, dass es sich besser anfühlt, wenn sie sich entspannt.

Mit zunehmendem Vertrauen sprechen wir über frühere Erfahrungen. Hat sie als Mädchen sexuelle Übergriffe erlebt? Was war ihr besonders unangenehm? Schließlich erinnert sie sich daran, dass sie die Sonntagsausflüge hasste. Im viel zu engen Familienauto musste sie immer zwischen Bruder und Cousin eingeklemmt sitzen. Bei jeder Gelegenheit machten die beiden Jungen sich einen Spaß daraus, ihr den Rock hochzuziehen und sie bloßzustellen.

Die Vorstellung, dass sie jemand mit entblößtem Unterleib sehen könnte, ist ihr auch heute noch extrem peinlich. Diese Scham steckt immer noch in ihr, obwohl sie heute unbegründet ist. Die Frau erkennt: Sie muss sich nicht mehr vor entblößenden Angriffen schützen. Sie ist nicht mehr sieben, sondern fünfundfünfzig. Niemand will ihr »an den Rock«. Sie kann machen, was sie will. Sie kann die Beine ausstrecken und spreizen. Sie kann im Schneidersitz auf einer Wiese sitzen, wenn sie mag. Ohnehin trägt sie nur Hosen.

Diese Erlaubnis hilft ihr ungemein. Die Schmerzen sind bald verschwunden. Als ich die Frau nach drei weiteren Terminen endgültig aus der Behandlung entlasse, wirkt sie geradezu befreit.

Die therapeutische Absicht besteht darin, eine unterversorgte Region wieder zu beleben und die ihr zugehörigen Organe nicht krank werden zu lassen.

Manchmal kommen Patienten aber zu spät; dann sind die Hüftbeschwerden zu einer manifesten Arthrose geworden, die sich nicht mehr so leicht behandeln lässt. Ohne Behandlung könnte sich auch Impotenz bzw. Frigidität entwickeln. Doch in den überwiegenden Fällen beobachte ich, dass die Menschen nach einigen Monaten mehr

Lebensqualität haben, da durch die Auflösung der mentalen Blockade ihre gesamte Lebenssituation verändert wurde, wodurch sich auch schlagartig selbst jahrelange Schmerzen auflösen können.
Meine Arbeit zielt letztlich auf Entblendung. Den Menschen verstehen lassen, wie krankhafte körperliche Symptome durch seine geheimen Gefühle – Ängste, Scham und Schmerzen – entstehen konnten. Denn klar ist: Krankhafte Symptome sind Äußerungen des verbotenen Selbst.

Lumbago – »Hexenschuss«

Der Körper organisiert eine Spannung im unteren Wirbelsäulenbereich. Er wehrt sich gegen Mobilität und macht sich steif, um die durch Bewegung entstehenden Schmerzen zu vermeiden. Manchmal wird ein Patient vom Schulmediziner zum Physiotherapeuten geschickt, damit er wieder beweglich gemacht wird. Doch ohne Abklärung, woher die Schmerzen kommen, kann die Befreiung des Menschen von dieser »Stabilisation« zu noch mehr Schmerzen führen. Bei Beschwerden in der Lendenwirbelsäule sind Niere und Darm in Betracht zu ziehen. Die Ursache kann auch eine Schwellung um eine Nervenwurzel sein, und wenn sie nicht behoben wird, vergrößert die erneute Bewegung den Schmerz nur noch mehr. Ohne Ursachenbeseitigung entwickelt sich langfristig eine Krankheit. Man muss abwägen, was man erreichen will: sofortige Schmerzfreiheit oder langfristige Gesundheit.
Um diese zu erlangen, sind immer auch die geistigen Ursachen zu erforschen, die der plötzlichen schmerzhaften Versteifung des unteren Rückens zugrunde liegen. Die beiden folgenden Praxisbeispiele zeigen, wie unterschiedliche mentale Schwierigkeiten sich in einer extrem schmerzhaften Rückenproblematik niederschlagen können.

Praxisbeispiel: »Hexenschuss«

Ein Mann mittleren Alters kommt mit extremen Rückenschmerzen und der Diagnose »Hexenschuss« zu mir. Dass diese volkstümliche Bezeichnung für Lumbago in seinem speziellen Fall eine geradezu hintersinnige Bedeutung hat, erweist sich im Verlauf unseres Gesprächs. Die psychischen Faktoren für die Entstehung seiner körperlichen Beschwerden liegen im sexuellen Bereich.

Der Mann geht regelmäßig zu Prostituierten, hat aber enorme Angst, sich zu infizieren. Das führt zu einem eher lustfeindlichen, kalten Geschlechtsverkehr, der durch reine Mechanik bestimmt ist. Der Akt ist schnell vorüber, und aus lauter panischer Angst vor Ansteckung ist es sogar schon vorgekommen, dass er sich anschließend Alkohol in den Penis gespritzt hat. Kein Wunder also, dass dieser Stress zu einer schmerzhaften Verspannung des unteren Rückens geführt hat.

Zunächst behandle ich den Mann, indem ich die akute Verspannung in Richtung Bein ableite. Hier verteilt sie sich in einem gesunden Bereich und kann sich allmählich auflösen. Meine manuelle Therapie umfasst auch eine osteopathische Behandlung des Bauchraums sowie eine Bindegewebsmassage.

Durch die Lösung der Blockade im unteren Rücken verändert sich die Körperhaltung, und der zuvor blockierte Bereich wird besser versorgt und insgesamt entspannt. Durch Rückkopplung kann sich auch die mentale Haltung verändern.

Ich weise den Mann darauf hin, dass jede Infektion eine (geistige) Grundlage braucht. Man infiziert sich leichter, wenn man durch permanente Angst der Infektion einen Raum bietet.

Sexualität kann Wärme schenken. Dieser Patient aber erlebt das Gegenteil: Kälte durch angstbesetzte und lustlose mechanische Penisbeschäftigung. Sobald sich die Qualität des Sex verbessert, löst sich die Lumbago-Problematik von allein.

Praxisbeispiel: Bandscheibenvorfall

Ein fünfzigjähriger Mann sucht mich wegen eines akuten Bandscheibenvorfalls auf. Ihm wurde eine Operation empfohlen. Er hat starke, bis ins Bein ausstrahlende Schmerzen und weist extreme Verspannungen im unteren Rücken auf.
Während der manuellen Behandlung, bei der ich versuche, den unteren Rücken zu entspannen und dadurch die Versorgung zu verbessern, unterhalten wir uns über die Lebensbedingungen des Patienten.
Ich erfahre, dass er viele Ängste hat. Zunächst wegen seiner aktuellen Situation: Bei einer Operation, die nicht wunschgemäß gelingen würde, drohen schlimmstenfalls Lähmungserscheinungen. Andererseits sind die Schmerzen auf Dauer schwer zu ertragen.
Darüber hinaus plagen den Mann Existenzängste, obwohl er ein gut verdienender Volkswirt in einem großen Konzern ist. Es gibt keine Anhaltspunkte für eine bevorstehende Kündigung, und doch quält ihn die Vorstellung, in eine unsichere finanzielle Situation zu geraten.
Mir fällt ein Bild ein, das auf einem Thangka der Tibetischen Medizin zu sehen ist: Dort ist die Wirbelsäule als eine Säule aus aufeinandergestapelten goldenen Münzen dargestellt. Das Becken ist das stabile Fundament, die Säule darüber aber bedarf der aktiven Aufrechthaltung. Und im Fall meines Patienten kommt es mir so vor, als spiegelte sich seine labile ängstliche Haltung zum Geld in einer verschobenen Körperhaltung mit dadurch verrutschten Wirbeln wider.
Die betroffene Bandscheibe ist wegen dieser instabilen Wirbelsäule seitlich herausgerutscht und hat ihm auf körperlicher Ebene ähnliche Schmerzen verursacht, wie er sie auf geistiger Ebene durch seine Existenzängste erlebt.
Nach einem halben Jahr Behandlung ist der Mann beschwerdefrei.

Behandlung: Bei einem Bandscheibenvorfall behandle ich abhängig vom Typus. Chiropraktische Einrenkung, Bindegewebsmassage und osteopathische Behandlung des Bauchraums kommen grundsätzlich als Maßnahmen zur Entspannung in Frage.

Beim Lung-Typ handelt es sich um einen trockenen Ausfall der Bandscheibe. Hierbei sind die Knochen eher porös und von Bruch bedroht. Der Patient braucht eine typbezogene Ernährung und vorsichtige Massagen mit viel Öl.

Beim Tripa-Typ ist der Bandscheibenvorfall heiß und entzündlich. Die Scheibe ist eher ausgetrocknet. Langfristig ist eine typbezogene Ernährungs- und Lebensweise notwendig.
Kurzfristig kann es sich dabei um eine kalte Situation handeln, da sich die Muskeln um die Entzündung herum zu einer Schutzhaltung zusammengezogen haben. Hier wurde ein Schalter im Kopf umgelegt. Zwar wird so der Bandscheibenschmerz reduziert, aber es entsteht durch die muskuläre Verspannung neuer Schmerz.
Ich versuche zunächst, den Schalter im Kopf wieder umzulegen, d.h. dem Menschen klarzumachen, dass er die Schutzhaltung aufgeben soll. Das ist sehr schwierig und nur durch Rückkopplung möglich: Wenn ich dem Patienten durch manuelle Therapie die Schmerzen nehme, erfährt er, dass sein Zustand noch besser sein kann als unter der Schutzhaltung. So ist er leichter bereit, diese aufzugeben.

Beim Badkan-Typ haben wir es mit wässrigen, elastischen Bandscheiben zu tun, die sich manchmal nicht mehr einrenken lassen. Es handelt sich oft um keinen echten Vorfall, sondern um eine leichte Vorwölbung, eine verwässerte Degeneration der Bandscheiben. Die Strukturen rundherum lassen sich nicht auseinanderziehen. Wegen der instabilen Situation kommt es zu neurologischen Störungen: Immer wieder werden Nervenenden berührt. Langfristig ist die übersteigerte Mobilität der Bandscheibe zu beseitigen. Typbezogene Ernährung und Austrocknung sind hier indiziert. Zunächst müssen die Sehnen getrocknet werden. Rotlicht, Lymphdrainage und Moxa unterstützen diesen Prozess. Anschließend kann man die muskuläre Kraft stärken, um das labile Segment mit Muskelkraft zu stützen.

Praxisbeispiel: Skoliose

Bei der Untersuchung einer kleinen Patientin, die wegen Schmerzen im Arm nach einem schlecht verheilten Knochenbruch in meine Praxis kam, stellte ich fest, dass das Kind eine Skoliose hatte. Diese war den Eltern noch nicht aufgefallen, sie musste sich wohl relativ kurzfristig entwickelt haben.

In Gesprächen wurde deutlich, dass die Familie eine schwierige Zeit erlebte. Offenbar befanden sich die Eltern kurz vor einer Trennung. Sie hatten zu so vielen Themen eine völlig konträre Einstellung, dass ein gemeinsames Leben immer unmöglicher schien.

Die Tochter war zwischen den elterlichen Positionen hin- und hergerissen. Mal hielt sie zur Mama, dann wieder gab sie dem Papa recht. Sie hatte Angst, die Eltern würden sich scheiden lassen, und bemühte sich, mal das eine, dann das andere Elternteil zu stärken. Und diese verzweifelten Bemühungen schlugen sich in einer Verbiegung der Wirbelsäule nieder.

Als ich diesen Gedanken äußerte, schwankten beide Eltern zwischen Ablehnung dieser »absurden« Theorie und Erschrecken. Immerhin ließen sie sich darauf ein, sicherheitshalber einen Familientherapeuten aufzusuchen. Zusätzlich wurden dem Kind vom Orthopäden spezielle Übungen verordnet. Der Zustand verbesserte sich innerhalb weniger Monate.

Die Skoliose, eine seitliche Krümmung und Verdrehung der Wirbelsäule, entwickelt sich vor allem in der Kindheit und Jugend. Meist wird sie als »idiopathisch« eingestuft, womit ausgedrückt wird, dass man die Herkunft dieser Entwicklung nicht kennt. Die Tibetische Medizin bietet eine Möglichkeit, durch eine veränderte Lebensweise diese Krankheitsentwicklung rückgängig zu machen, was während des Wachstums durchaus möglich ist.

Kälte vermischt mit Hitze: Rheumatismus

Behandle mit Kälte. Wenn die Kälte nicht hilft,
behandle mit Hitze.

Weisheit der Tibetischen Medizin

Bei vielen chronischen Krankheiten vermischen sich heiße und kalte Prozesse miteinander: Bei Kälteblockaden hat der Körper physiologische Hitze mobilisiert und auf heiße, entzündliche Prozesse mit Kälte reagiert.
Rheuma ist eine solche Krankheit, die in der Tibetischen Medizin als gemischte Krankheit angesehen wird. Heiße und kalte Substanzen vermischen sich. Zu den kalten Substanzen gehören Wind und Schleim, zu den heißen Galle und Blut.
Der Wind ist für Bewegung in unserem Körper verantwortlich und verteilt dort alle Nährstoffe. Unbrauchbare Stoffe werden durch verschiedene Körperöffnungen entfernt. Sind in Blut oder Schleim übermäßig viele giftige Substanzen enthalten, vergiften diese auch den Wind: Durch die Windzirkulation im Körper wird das gesamte Gewebe vergiftet. Dadurch treten rheumatische Sympto-

me in folgenden Körperteilen auf: Muskeln (Lumbago, »Hexenschuss«), Gelenke (Arthritis), Organe und Arterien. Rheuma kann auch das Herz befallen, was zum Tod führen kann. Rheuma entwickelt sich über einen langen Zeitraum, in dem sich das Blut pathologisch verändert und der gesamte Organismus sich allmählich vergiftet.

Ein starker Mensch kann körperschädigende Gewohnheiten über viele Jahre ausführen, bevor die Krankheit ernsthafte Folgen aufweist. Befindet sich der Erkrankte jedoch in einem geschwächten Zustand, können akute Schmerzen, Infektionen, Darm- oder Knochenhautentzündungen, Unverdautes im Magen, ungewöhnliches Essen, Kälte, durchnässte Füße, Unruhe und Stress zu einer Krise führen, die man auch als »Schub« bezeichnet.

Man unterscheidet akute und chronische Formen der Krankheit. Der durch Hitze bedingte Schmerz ist reißend und stechend, während Kälte einen zusammenziehenden, drückenden Schmerz auslöst.

Da die schädigenden Substanzen vermischt sind, kann der Körper keinen Heilungsprozess abschließen. Will er ein entzündetes heißes Symptom lindern, werden erkaltete Substanzen weiter abgekühlt und ein kaltes Symptom tritt auf. Auch äußerliche kalte oder heiße Behandlungen beheben die Symptome nur temporär.

Wie ist Rheuma aus geistiger Sicht zu erklären? Dass zugleich beide Qualitäten entstehen, sowohl Hitze als auch Kälte, geht auf eine psychogene Ursache zurück, nämlich Ver-zwei-flung. Der Mensch ist ständig zerrissen zwischen »Sein oder Nicht-Sein. Möchte ich leben, oder verdiene ich es nicht zu leben? Bin ich gut, oder werde ich doch bestraft?« Die Verzweiflung bringt den Menschen im Leben dazu, gelegentlich zu explodieren, wenn er heiß ist. Danach löscht sich das Feuer von selbst.

Wenn es zu einer physiologischen Vermischung von Hitze

und Kälte kommt, verwirrt es das Immunsystem. Es weiß nicht mehr, wogegen es kämpfen soll: Soll es die regelmäßig auftauchende Hitze sedieren? Oder soll es bei Kälte die Temperatur erhöhen, um das Leben zu unterstützen? So kommt es zu verschiedenen Autoimmunantworten.
Wenn der Rheuma-Kranke sehr viel Wut in sich hat, fängt er an, sich zu zerstören. Ist seine Basis Galle, dann verdrehen sich die Gelenke. Unter der Hitze schmelzen sie, und das Gewebe stirbt an der Stelle ab. Je mehr Galle, desto mehr Deformation. Je mehr Wind, desto mehr Gas im Knochen, d.h. Osteoporose: Die Knochen werden leichter und verbiegen sich.
Manche Patienten werden mit Hitze, manche mit Kälte behandelt, und manchmal wird ein und derselbe Patient mal mit Hitze, mal mit Kälte behandelt. Das macht die Behandlung so schwierig. Wenn man bei Rheuma wärmende Maßnahmen einsetzt, kann dies hilfreich sein. Aber schon wenige Tage später hat sich der Zustand des Patienten verändert, und dann ist Kühlung angeraten.
Auf diese permanente Veränderung bezieht sich der lakonische Rat, den Ärzte der Tibetischen Medizin ihren Studenten erteilen: »Behandle mit Kälte. Wenn die Kälte nicht hilft, behandle mit Hitze.«
Es lässt sich schwer über »Rheuma im Allgemeinen« sprechen, denn es gibt einige hundert verschiedene Arten. Ich nenne hier nur das Beispiel von Rheuma in Verbindung mit Arthrose. Was primär ist und was sekundär, kann man kaum erkennen. Ist es eine rheumatische Veränderung von Knochen, die Arthrose verursacht? Oder gibt es bereits am Anfang des Lebens arthritische Symptome, die, wenn sie unbehandelt bleiben, zu Rheuma führen?
In letzterem Fall vermischen sich alle Substanzen nicht nur miteinander, sondern auch mit Knochen und Knorpel, später dann mit Gefäßen, Organen, Herz, Haut und Haa-

ren. Die Krankheit erfasst den gesamten Körper. Wenn der Mensch sein Leben nicht verändert, wird die Krankheit chronisch. Aufgrund der angeborenen Eigenschaft und der damit nicht kompatiblen Lebensart – Verhalten und Ernährung – bekommt er Arthrose.

Dieses Beispiel zeigt übrigens, dass im Abschnitt »Arthritis ist nicht gleich Arthritis« in Kapitel 1 die typenbezogenen Varianten noch längst nicht erschöpfend dargestellt sind und durch weitere individuelle Krankheitsausprägungen ergänzt werden können.

Auch wenn Orthopäden davon nichts wissen wollen, so haben Rheuma-Erkrankungen allesamt psychische Ursachen: Die Autoaggressivität der Immunantwort entsteht in der Psyche.

Therapie: Da Rheuma die chemischen Verhältnisse im Körper verändert, müssen Blut und andere Flüssigkeiten gereinigt werden. Es gilt, Schlacken zu mobilisieren und aus dem Körper auszuscheiden; die »Kälte der Nieren« und ihre Folgen müssen neutralisiert, Spannungen entfernt werden. Wind als psycho-emotionaler Zustand muss primär behandelt werden.

Bei Rheuma muss man einem Menschen Sicherheit geben, er soll seine Zweifel verlieren. Zuerst muss immer das stärkere Element geschwächt werden. In einem zweiten Schritt müssen dann die schwächeren Elemente gestärkt werden, um ein Gleichgewicht wiederherzustellen.

Empfehlenswert ist das Rheuma-Akutmittel von Padma mit den Inhaltsstoffen Amlafrucht, Enzianwurzel, Myrobalanfrucht, wässriger Steinöl-Extrakt und Tinosporastengel.

Leider spricht man erst über Rheuma, wenn die Diagnose bereits gestellt ist. Dann hat die Krankheit sich aber schon zehn Jahre lang entwickelt. Für eine grundsätzliche Heilung ist es meist zu spät, denn diese System-

erkrankung ist nach so vielen Jahren kaum noch rückgängig zu machen.
Wenn ich einem jungen Patienten ein Ventil zeige, wie er autoaggressive Impulse umlenken kann, bekommt er zwei oder drei Jahrzehnte später kein Rheuma. Zwar ist der Nachweis, dass dies mit meiner frühen Behandlung im psycho-emotionalen Bereich zusammenhängt, natürlich nicht zu erbringen. Und doch kann jeder, der achtsam mit sich umgeht, durch ein für ihn selbst richtiges Verhalten chronischen Krankheiten aus dem Weg gehen.

Kälte gegen Hitze: die Tumorentwicklung

Bei der Tumorbildung handelt es sich ebenfalls um eine extreme Mischkrankheit. Im Gegensatz zu Rheuma aber mischen sich Hitze und Kälte nicht untrennbar miteinander oder schichten sich abwechselnd aufeinander, sondern sie sind klar unterschieden. Es gibt keine Unsicherheit, vielmehr spiegeln zwei voneinander abgegrenzte Positionen konträre Überzeugungen wider.
Wenn es zu einer Krebserkrankung kommt, entstehen heiße Gebilde in einem kalten Kontext. Der Tumor selbst hat eine heiße Natur, er entsteht aus einem kalten Presszustand, einer mentalen Blockade. Wie die Wurzeln eines Baumes mit der Zeit den Asphalt sprengen, so entwickelt sich der Tumor und wird irgendwann sichtbar. Um einen Tumor zu bilden, braucht der Körper viel Kraft. Wenn noch Wut hinzukommt, wird er bösartig.
Die mentale Blockade entsteht durch Angst und Verbot und verursacht Fehlhaltungen. Der Haltung kommt bei allen Krankheitssymptomen eine herausragende Rolle zu. Sie zeigt sich nicht nur in physiologischen Fehlstellungen, sondern auch in Gedankenformen, Verboten und psychischen Blockaden. Eine veränderte Haltung zieht auch ein

verändertes Verhalten nach sich. Dieses wiederum wirkt sich auf physiologische Funktionen des Körpers aus.
Angst errichtet eine Blockade, an der Energien nicht vorbeikönnen. Die so gestauten Energien bauen *vor* der Blockade einen Tumor auf und gehen den *dahinter*liegenden Körperbereichen verloren.
Die mentale Blockade ist also nichts anderes als ein Energiestau. Krebserkrankungen führen zur Neubildung von Gewebe. Die Tumorentwicklung ist kein Zeichen von Schwäche, sondern im Gegenteil von Stärke, wenn auch von gestauter oder fehlgeleiteter Stärke. Sie kann aus unterdrückten Emotionen entstehen. Findet die enorme Energie nämlich keinen Weg nach außen, bildet sie inneres Wachstum, meist an einem Organ mit einem starken biologischen Bedürfnis, das sich nicht anders äußern kann. So entsteht durch die gestaute, autonom gewordene Energie Zellwachstum.
Jedes Körperteil hat eine gewisse Bedeutung: Ein Brustkrebs (Mammakarzinom) hat eine andere Ursache als ein Gebärmutterkrebs (Uteruskarzinom). Natürlich gibt es äußere Auslöser oder Beschleuniger, aber in den meisten Fällen werden bei der Krebserkrankung bereits vorhandene Blockaden aktiviert.
Behandlung: Um den Krebs zu beseitigen, ist vor allem eines erforderlich – Angstbeseitigung. Die Angst gehört zu Verblendung, Unwissenheit, und liegt als Geistesgift der Krebserkrankung zugrunde. Angst muss man auflösen, indem man ihre Herkunft analysiert.
Die Therapie zielt aber immer auch auf die Verschiebung der Flüssigkeiten als Energieträger. Damit ist nicht nur der Lymphfluss, sondern allgemein ein energetischer, geistiger Fluss gemeint.
Meine Behandlung ist lediglich unterstützend: Ich helfe dem Patienten, die schulmedizinische Therapie zu ver-

stehen und durchzustehen. Für den Heilerfolg ist es wichtig, dass er die Therapie annimmt. Genauso wichtig ist aber auch, dass er die Notwendigkeit einer psychophysiologischen Behandlung erkennt.

Praxisbeispiel: Prostatakrebs

Ein siebenundvierzigjähriger Mann mit Hüft- und Steißbeinschmerzen geht zum Orthopäden. Der diagnostiziert Lumboischialgie (»Ischias«), verschreibt Krankengymnastik und manuelle Therapie und schickt den Patienten zu mir.

Der erzählt mir, dass er immer häufiger starke Schmerzen in den Hüftgelenken und im unteren Rücken hat, sowohl nach dem Sport als auch in abendlichen Ruhephasen oder morgens beim Aufstehen. Die Verschreibung von Krankengymnastik hat ihn überrascht und verärgert. Er hält sie für sinnlos und ist wütend auf den Arzt, der bei ihm nichts gefunden hat, was einen operativen Eingriff begründen würde. Der Mann hofft auf eine schnelle Lösung.

Auf meine Frage, was er sich von dieser Sitzung erhofft, antwortet er: «Das weiß ich nicht, das müssen Sie doch wissen. Ich bin doch kein Arzt.«

Schweigend nehme ich seinen rechten Arm und fange an, den Puls zu ertasten. Erwartungsgemäß zeigt der Puls, wie stark dieser Mann ist: Ein in der Frequenz leicht erhöhter, rhythmischer intensiver Schlag boxt gegen meine Fingerkuppen und verweist auf seinen Charakter, der eindeutig durch Hitze, »Galle«, geprägt ist.

Dieser Mann ist von Natur aus kämpferisch. Seine positiven Eigenschaften sind Optimismus, Mut und Energie. Er ist intelligent, clever, besitzt eine starke Stimme und ist rednerisch begabt. Ein Mensch mit solchen Eigenschaften neigt zu einer Führungsposition, die er heftig zu verteidigen weiß.

Wenn dieser Charakter erkrankt, treten seine negativen Eigen-

schaften hervor: Er wird leicht wütend und sogar aggressiv, kratzbürstig, wählerisch, ungeduldig, und seine Meinung steht immer an erster Stelle.
Bei der Untersuchung des Patienten in Rückenlage fällt mir eine starke Spannung in den Beinen auf: Die Sprunggelenke sind nicht locker. Beide Knie- und Hüftgelenke sind nicht voll gestreckt. Die Haut an Zehen, Füßen und Kniescheiben ist leicht bläulich. Ich ertaste eine harte Oberschenkelmuskulatur, starke Spannung im Leistenbereich und Beckenboden, die Pobacken sind zusammengekniffen. Der Patient gibt an, in letzter Zeit einen verstärkten Harndrang zu haben, was für die windbedingte Kälte im unteren Körperbereich spricht.
Er hat einen stark entwickelten, reich behaarten Brustkorb, breite Schultern, einen reliefreichen, massiven Hals und Kopf. Die Kaumuskulatur sowie die Muskeln um Augen und Mund sind ausgeprägt. Der Mann hat einen intensiven Blick mit leicht rotgelblicher Färbung der Augäpfel. Die Haut an Hals und Gesicht ist stark durchblutet, fettig und glänzt. Lippen, Nase und Ohren glühen. Dieser Befund ist ein eindeutiges Zeichen für Hitze.
Ich erkenne in diesem Patienten eine kritische Verzweiflung. Er teilt sich buchstäblich in zwei Teile: einen kalten unteren und einen heißen oberen Teil. Ich vermute eine starke mentale Blockade. Dieser Mann verbietet sich das Leben im unteren Bereich seines Körpers. Er hat Angst davor, einem Impuls oder einem Wunsch nachzugeben. Und er ist sehr wütend.
Bei diesem Befund ahne ich, dass hier ein unguter Prozess im fortgeschrittenen Stadium vorliegt, und lege dem Mann nahe, sich internistisch und urologisch untersuchen zu lassen. Als er zum nächsten Termin erscheint, bestätigt sich meine Vermutung. Nun wurde ein Prostatakarzinom festgestellt, das operativ entfernt werden soll.
Ich biete dem Patienten an, die Therapie seiner Beschwerden fortzusetzen und ihn vor der Operation zu unterstützen. Meine

therapeutische Absicht ist, seinen Kältezustand zu beseitigen, die Hitze zu reduzieren und alle Kräfte ins Gleichgewicht zu bringen. Ich erkläre, dass wir primäre Beschwerden beseitigen, prophylaktisch gegen seine Risikokrankheiten arbeiten und mögliche Ursachen für den »heißen *skran«*, den Tumor, gemeinsam erforschen und behandeln. Er nimmt das Angebot an, und wir haben viel Zeit, miteinander über den Krebs zu sprechen.
Mein Patient und seine Frau sind hart arbeitende, im Berufsleben erfolgreiche Menschen. Sie haben eine gemeinsame Tochter. Sie führen eine stabile Ehe, der es aber an Sexualität mangelt. Sie seien beide zu müde nach dem langen Arbeitstag, um erotische Stimmung aufkommen zu lassen. Seine Freizeit verbringt er größtenteils auf der Jagd. Sein Interesse am Jagen überwiegt das sexuelle Interesse an seiner Frau. Befindet er sich aber in Anwesenheit einer jungen, ihn anziehenden Frau, so sieht er in ihr immer nur einen potenziellen, in der Realität aber unmöglichen Seitensprung.
Zeit nimmt er sich regelmäßig für den Ballettunterricht seiner Tochter. Er sieht ihr gern beim Tanzen zu, lieber noch sieht er ihren leidenschaftlichen Lehrer tanzen. Er fühlt sich von diesem Mann angezogen und schließt selbst auf eine homoerotische Neigung.
Seine Einstellung, dass er keinen sexuellen Kontakt mit einer anderen Frau, geschweige denn einem Mann haben darf, führt dazu, dass er jede harmlose Situation erotisch auffasst und sich dies zugleich verbietet. Die Unterdrückung dieser Emotionen ist die Ursache für die mentale Blockade, die sich als krankhafte Haltung im Beckenbereich manifestiert.

Der moralische Kontext der Libido-Unterdrückung verschließt das gesamte Beckensystem und drosselt die Versorgung in diesem Bereich. Unterleibsorgane erstarren, was die Rücken-, Hüft- und Schambeinschmerzen oder übermäßigen Harndrang erklärt. Ein steifes Hüftgelenk

erschwert die Bewegung und vergrößert die Reibung. Häufig entwickelt sich sogar eine Arthrose in diesem Bereich.
Die mehr oder weniger bewusste Unterdrückung der Organe im Beckenbereich führt dazu, dass dieser abkühlt. Das biologische Bedürfnis nach Sexualität lenkt die blockierte Energie in die Prostata. Die Energie kann jedoch nicht entweichen und wird stattdessen für das unkontrollierte Wachstum der nun autonomen Prostata verwendet. Werden dem Patienten die psychophysiologischen Ursachen und Folgen der Unterdrückung bewusst, kann er sein Verhalten ändern und so den Energiefluss wiederherstellen.
Allgemeine Maßnahmen zur Vorbeugung der hier beschriebenen Entwicklung sind neben regelmäßiger allgemeiner Entspannung wie Yoga und Meditation auch Muskelrelaxationstechniken, wie sie mittlerweile in fast allen Gymnastik- bzw. Wirbelsäulenkursen geübt werden. Das Trainieren der Beckenbodenmuskulatur gehört wesentlich dazu.
Da jedoch überwiegend Frauen solche Kurse aufsuchen, sind sie geübter als Männer. In meiner Praxis erlebe ich oft, dass Männer zunächst gar nicht wissen, wie sie ihre Beckenbodenmuskulatur an- und entspannen können. Dabei sind die Übungen einfach und lassen sich in jeden Tagesablauf integrieren: regelmäßig die Pobacken zusammenkneifen und wieder lockerlassen, die Hoden hochziehen und wieder hängen lassen. Je größer die Amplitude zwischen An- und Entspannung, desto wirkungsvoller ist die Übung.

8 Behandlung von Krankheiten

Innere Anwendungen

Kräuterarznei spielt in der Tibetischen Medizin traditionell eine enorm wichtige Rolle bei der Behandlung von Krankheiten. Schon in vorbuddhistischer Zeit galt Tibet als Land der erstklassigen Heilkräuter.

Die traditionelle Kräutermedizin

Die Besonderheit dieser Kräutermedizin besteht darin, dass in den meisten Rezepturen eine Vielzahl von Einzelarzneien miteinander kombiniert wird. Zwischen drei und siebzig verschiedene Ingredienzien sind so aufeinander abgestimmt, dass Nebenwirkungen einzelner Bestandteile durch andere ausgeglichen und minimiert werden.

Die Medikamente der traditionellen Medizin teilen sich in beruhigende und säubernde Präparate.

Zu den *beruhigenden* Mitteln zählen intensive und schnell wirkende Absude, abgekochte Kräuter, die kranke Säfte binden und auflösen. Zur Säuberung des erkrankten Körpers wird eine Vielzahl verschiedener entgiftender Mittel und Behandlungen angewendet.

Die Kräuter werden getrocknet und zu Pulver vermahlen. Danach wird dieses Pulver gesiebt und in einem Kessel 404-mal im Uhrzeigersinn mit einem Stock aus Metall verrührt, dazu wird ein Mantra gesungen. In diesem Prozess vermischen sich die Substanzen derart, dass sie homogen werden.

Darüber hinaus lässt sich aus zerkleinerten Kräutern auch ein Absud (Dekokt) herstellen: Mit einem Messlöffel dosiert, gibt man sie in einen mit Wasser gefüllten Topf und kocht so lange, bis nur noch ein Drittel des Anfangsinhalts übrig ist.

Bei Reduktionen auf die Hälfte wirkt der Absud wohltuend und heilend. Bei Reduktionen auf ein Drittel der ursprünglichen Wassermenge wirkt der Absud als regelrechte Medizin.

Der Absud bleibt stehen, bis das Pulver sich abgesetzt hat, wird durch ein feines Sieb gegossen und als reine, warme Flüssigkeit getrunken.

Dekokte wirken schneller als Pulver, Pulver kann dafür genauer dosiert werden.

Hier möchte ich Ihnen das Medizin-Mantra vorstellen, das traditionell sowohl zur Heilung als auch bei der Herstellung von Heilmitteln und Medikamenten gesungen wird:

Om Namo Bhagawate Bhekhaze Guru Bendurya Prabha Razaya Tatha Ghataya Arhate Samnya Sam Buddhaya Tayatha Om Bhekhaze Bhekhaze Maha Bhekhaze Bhekhaze Razaya Samung ghate Svaha.

Es möge Glück verheißen, dass ich vor dem Medizinbuddha niederknie, der symbolhaft als König der Strahlen des aquamarinblauen Lichts dargestellt wird, der vollkommen und erleuchtet ist, vor dem Zerstörer des Feindes, der dahinging wie frühere Buddhas.

Neben der heißen gibt es eine kalte Methode der Medikamentenzubereitung, bei der das Pulver für mehrere Tage in Wein, Milch oder Saft eingelegt wird.

Die Arura-Pflanze oder Myrobalanefrucht (*Terminalia chebula*) gilt als ein Allheilmittel, denn sie enthält alle sechs Geschmacksrichtungen, weshalb sie die Königin der Arzneien genannt wird.

Ursprünglich enthielten die Mischungen auch tierische Produkte, z. B. Bärengalle, und waren speziell auf die Disharmonien einzelner Patienten abgestimmt, wodurch sie ganz gezielt halfen. So waren sie ein kleines Gesamtkunstwerk, das häufig in Form einer einzigen Pille verabreicht wurde.

Tibetische Kräutermedizin heute

Leider ist heutzutage und hierzulande der Zugriff auf diese Kräutermedizin stark eingeschränkt. Das liegt zum einen daran, dass die aufwendige Verarbeitung – wochenlanges Sammeln, Trocknen, Verarbeiten – einzelner Pflanzen durch immer mehr standardisierte Arzneimittel ersetzt wurde. Zum anderen stammen die ursprünglich beschriebenen Kräuter aus dem Himalaya oder aus meiner Heimat rund um den Baikalsee. Sie sind vom Aussterben bedroht und stehen dem Weltmarkt nicht zur Verfügung.
Gleichwohl können wir die in vielen Jahrhunderten gesammelten Pflanzenkenntnisse der Tibetischen Medizin nutzen. Phytotherapeuten, Homöopathen und Pharmakologen sind gefordert, sie mit der europäischen Pflanzenkultur in Übereinstimmung zu bringen und mit Hilfe von hiesigen Kräutern Hitze- oder Kältezustände zu reduzieren.
Es gibt noch einen anderen Grund, heimische Kräuter mit gleichen Wirkungen wie die in der Tibetischen Medizinlehre beschriebenen anzuwenden: In China werden chinesische Arzneikräuter um das Fünf- bis Zehnfache höher dosiert, als dies für Europäer verträglich wäre. Woher diese Diskrepanz kommt, ist ungeklärt, aber sie zeigt, dass Heilmittel bei der inneren Anwendung auf die Umgebung des Patienten abgestimmt sein müssen.

Äußere Anwendungen

Die Traditionelle Tibetische Heilmassage arbeitet mit manuellen Techniken, vorzugsweise Akupressur und Massage von Energiepunkten. Medizinisches Öl unterstützt die Heilwirkung, insbesondere bei Lung-Störungen. Körperliche und mentale Blockaden werden gelöst, und die Energien können wieder frei fließen.

Bei Badkan-Störungen kommen die Energien ebenfalls wieder in Fluss, hier indem die Blockaden durch heiße Impulse aufgelöst werden. Befreite Energie führt zu besserer Durchblutung und verstärktem Lymphfluss, regt die Selbstheilungskräfte des Körpers an und bringt Entspannung und Zufriedenheit.

Auf den äußeren Anwendungen liegt – neben der Ermittlung psychogener Ursachen, mentaler Blockaden und entsprechender Verhaltensänderung – der Schwerpunkt meiner Behandlung. Seit meiner Jugend habe ich unter Anleitung meines Lehrers Dr. Chimit Dorzhi Dugarov Erfahrungen in der Pulsdiagnose und der manuellen Behandlung von Patienten gesammelt. Das Ertasten – Erfahren, Aufnehmen – eines Menschen habe ich so sehr verinnerlicht, dass ich manchmal ein zweites Mal tasten muss, wenn ein Patient mich fragt: »Was haben Sie denn nun gespürt?«, um mir das Wahrgenommene bewusst zu machen.

Bei äußerlichen Behandlungen ist der Kreislauf der feinstofflichen Energien zu beachten. Energetische Flüsse verlaufen nach dem Rhythmus des tibetischen Mondkalenders. Mit jedem Tag wandert die Energie im Körper weiter. Tibetische Ärzte beziehen traditionell daraus zusätzliche Informationen und vermeiden eine starke Behandlung an Orten, wo die Lebensenergie (tibetisch: *thig-le* oder *la*, chinesisch: *chi*) sich gerade befindet: Am ersten Tag des Monatszyklus befindet sich die Lebensenergie im ersten Gelenk des großen Zehs und steigt jeden Tag ein Gelenk weiter über Fuß, Knie, Hüftgelenk hinauf bis zum Kopf. Dort konzentriert sich die Energie bei Vollmond und wandert anschließend gelenkweise wieder hinab bis in den Zeh des anderen Fußes.

Bei Mann und Frau bewegt sich die Energie in umgekehrten Richtungen im Körper, bei der Frau von rechts nach links, beim Mann von links nach rechts. Ein erfahrener Arzt zieht bei seiner Behandlung das Steigen und Fallen der Lebensessenz in Betracht. Techniken wie Aderlass oder Moxibustion werden nicht an Punkten durchgeführt, an denen gerade eine hohe Lebenskraft herrscht. So achte ich beispielsweise darauf, an Vollmond keine Manipulationen am Kopf vorzunehmen. Am Anfang des Mondmonats gehe ich vorsichtiger mit Zehen und Füßen um. Wenn Patienten operiert werden sollen, kann ich ihnen zu bestimmten Terminen raten.

Manche Menschen sagen, sie sehen die Aura eines Menschen. Ich ertaste sie. Meine Hände erspüren dunkle bläuliche oder violette kalte Stellen. Dann versuche ich, diese Kälte mit meiner eigenen Wärmeenergie und unterschiedlichen manuellen Methoden zu beseitigen. Die dunkel bläulichen Stellen nehmen allmählich eine rötliche Färbung an. Dann werden sie rosafarben und der krankhafte Zustand verschwindet: Der Mensch ist wieder gesund.

Mit den Händen öffne ich verstopfte Kanäle, löse Verspannungen, verschiebe Energien. Dabei setze ich auch Bindegewebsmassage, osteopathische und chiropraktische Methoden ein, z. B. eine manuelle Bachmassage.

Physiotherapeuten drainieren lediglich Lymphe, Osteopathen verschieben lediglich Liquor, beides Badkan-Elemente. Die Tibetische Medizin hingegen versucht, alle Systeme zu bewegen und nicht nur Schleim, sondern auch Galle und Wind besser zu kanalisieren.

Der Einlauf spielt in der Tibetischen Medizin eine wichtige

Rolle. Leider wird diese wunderbare Therapie kaum noch praktiziert, außer von Heilpraktikern. Für Einläufe können die im Abschnitt »Innere Anwendungen« in diesem Kapitel beschriebenen Absude effektiv verwendet werden. Grundsätzlich kommen kalte Anwendungen bei heißen und heiße Anwendungen bei kalten Krankheiten zum Einsatz.

Ein wichtiges Instrument der Tibetischen Medizin ist die Moxibustion (»Moxa«), die überwiegend bei kalten Lung- und Badkan-Krankheiten eingesetzt wird. Kegel aus getrockneten Beifußblättern werden auf bestimmten Hautstellen angezündet. Es gibt eine Vielzahl von spezifischen Moxa-Reflexpunkten, die durch die entstehende Hitze angeregt werden.
Eingesetzt wird diese Therapie u.a. zur Stimulierung der Verdauungshitze, bei mentalen und neurologischen Störungen, Verspannungen, Gelenkerkrankungen, »gelber Lymphe«, d.h. bei einer nicht heißen Lympherkrankung. Selten wird Moxibustion auch eingesetzt, um eine akute Entzündung zu begrenzen. Ein bestehendes Hitzefeld wird von Moxa-Kegeln eingekreist, damit die Hitze sich nicht ausbreitet. Die Abgrenzungs-Moxibustion ist ein Sonderfall und erfordert viel Erfahrung.
Ungeeignet ist die Moxa bei galligen Krankheiten im Zusammenhang mit Hitze, Blut, Ohren, Mund und Geschlechtsorganen.

Bei Badkan-Menschen setze ich die Tsampa-Massage ein. Tsampa ist geröstetes Gerstenmehl, das Fett aus dem Körper herauszieht. Es wird so lange eingerieben, bis das Fett aus der Haut herausgezogen ist. Man erkennt das daran, dass auf dem Behandlungstisch kein trockenes Mehl, sondern Teig übrig bleibt.

Der ayurvedische Shirodhara (Stirnguss mit warmem Öl) ist eine beruhigende Anwendung bei Lung-Störungen. Die Nasendusche ist eine Maßnahme, um bei Heuschnupfen oder Erkältung eine verstopfte, entzündete Nase zu spülen. Man benutzt dafür Salzwasser (1 Teelöffel Salz auf eine Kanne Wasser), da dieses die Schleimhäute nicht reizt. Für diese Methode kann man in der Apotheke erhältliche Nasenduschen benutzen oder einfach eine Teekanne. Das Salzwasser lässt man über einem Waschbecken bei seitlich geneigtem Kopf in das linke Nasenloch laufen, so dass es aus dem rechten wieder herausläuft. Dafür ist wichtig, dass der Mund weit genug geöffnet ist. Dann wiederholt man den Vorgang andersherum, indem man Salzwasser in das rechte Nasenloch gießt und aus dem linken herauslaufen lässt.
Das Schröpfen mit einer Glasglocke bzw. einem Schröpfkopf an bestimmten Punkten dient der verstärkten Durchblutung, Entgiftung und Entspannung. Angewandt wird diese Methode etwa bei Rückenschmerzen, Hypertonie, chronischen Entzündungen u. a.

Besonders bei Tripa-Störungen kommt traditionell der Aderlass zum Einsatz. Eine ähnliche Wirkung hat auch die Behandlung mit Blutegeln. Das Ziel ist Entgiftung. Bei Arthritis, Bluterkrankungen, Lymphbeschwerden, Geschwüren u. a. setzen wir Blutegel ein.

Je nach Erfordernis kommen bei kalten Lung- oder Badkan-Krankheiten Hot-Stone-Therapie, Solebad, Fangopackungen und Rotlicht zum Einsatz.

Zur Förderung der Durchblutung und Bildung von Knochenmasse setze ich ein spezielles Gebinde ein. Es ist einem traditionellen Reisig nachempfunden und besteht aus hundert dünnen Eisenstäben, mit denen man eine Körperregion beklopft.

Kühlende Maßnahmen bei heißen stechenden Schmerzen sind kalte Kompressen, abkühlende Duschen und Bäder.
Einen Hamam-Besuch empfehle ich, wenn ein Körper Feuchtigkeit braucht und nicht überhitzt werden darf.
Heilöle *mit kühlender Wirkung*, die ich oft einsetze, sind das ätherische Öl von Schafgarbe, römischer Kamille und Kampfer. Alle drei sind entzündungshemmend. Immer wieder fasziniert mich die enorme Wirkkraft des ätherischen Schafgarbenöls, das bei allen Entzündungen und offenen Wunden hilft. Auch bei Hyperämien – Hautrötungen, die örtliche Entzündungsprozesse anzeigen – kann man gut mit Schafgarbenöl behandeln.
Ätherische Öle *mit wärmender Wirkung*, mit denen ich häufig behandle, sind die von Nelke, Rose, Sellerie, Rosmarin, Muskat, Narde (Himalaya), Vetiver und Baldrian.
Damit die wohltuende Wirkung ätherischer Öle dauerhaft genutzt werden kann, habe ich eine Duftkette entwickelt: An einem Kettchen um den Hals hängt eine Dufttasche, in der ätherisches Öl auf Zellulose getropft ist. Man kann die Zellulose neu beträufeln oder bereits parfümierte Zellulose benutzen, die man regelmäßig austauscht.

Die Behandlung mentaler Blockaden

Äußerlich und mit Kräutern kann man immer behandeln. Schwieriger wird es, wenn es um die Bereitschaft des Patienten geht, die psychischen Ursachen für seine Krankheit anzuerkennen und sein Leben zu verändern. Die therapeutische Absicht ist u. a., Gedankenformen zu verändern. Wenn während der Therapie »alte« Gefühle aufsteigen, ist es wichtig, sie in neue Bahnen zu lenken, damit sie akzeptiert und gelebt werden können. Als Therapeut ist es auch meine Aufgabe, als verboten empfundene Gefühle zu erlauben.

Ein Beispiel: Der Mann, der sich seine homosexuellen Neigungen nicht eingesteht und gegenüber einem anderen Mann Gefühle entwickelt, akzeptiert mit seiner alten Denkweise nicht, dass er »schwul« ist. Eröffnet man ihm aber eine neue Denkweise, dann sieht er sich als normalen Mann und kann sich entspannen.

Zu mir kommen vor allem solche Patienten, die keine klar definierten Leiden, sondern ungeklärte Symptome haben: Kribbeln, Stechen, Schmerzen im linken Brustbereich, Schulterverspannung etc. Wenn ich diese Menschen nicht nur osteopathisch, chiropraktisch, physiotherapeutisch und massagemäßig behandle, sondern auch den psychoemotionalen Zustand einbeziehe und sie durch Akupunktur, Atemtechniken, durch Gespräch und Einfühlung beruhige und entspanne und ihnen Sicherheit gebe, befreie ich sie von ihren Rückenschmerzen *und* dem Vor- bzw. Frühstadium einer Depression.

Meine Aufgabe sehe ich darin, passende Schlüssel für verschiedene Türchen anzubieten und langfristig Krankheit zu verhindern. Auch wenn der Nutzen von Prävention nicht immer nachweisbar ist, weiß ich oft, dass meine Behandlung den Patienten vor der einen oder anderen Krankheit in zehn Jahren bewahrt.

Wenn die energetische Versorgung ins Stocken gerät, nicht nur im Körper, sondern auch in der Gesellschaft, wird der Mensch krank. Um einen Krankheitsverlauf umzukehren, ist die Erkenntnis nötig, dass der Schmerz aus der Unvereinbarkeit der eigenen Bedürfnisse und der gesellschaftlichen Forderungen und Regeln entstanden ist. Ich stimme den Menschen um, passe seine Mentalität den gesellschaft-

lichen Verhältnissen an, und der Schmerz verschwindet. Der Mensch beginnt effektiver zu funktionieren, sich entweder zu bremsen oder aufzumachen.
Eine mentale Blockade ist immer ein energetisches Defizit und führt zu einer negativen Veränderung der Kanäle. Die Aura muss energetisch fließend sein, harmonisch, homogen. Bei einem Energieverlust, z. B. durch traumatische Kindheitserlebnisse, taucht ein schwarzes Loch auf.
Wenn wir die daraus resultierende Angst energetisch nachweisen könnten, würde die Behandlung mentaler Blockaden sehr viel leichter akzeptiert. Dass ich Blockaden spüre, reicht für unsere Wissenschaft als Behandlungsprinzip nicht aus. Ich konnte schon vielen Patienten helfen, und es gibt auch Onkologen, die eine psycho-emotionale Grundlage von Krebs erkennen.
Immerhin beginnt man heutzutage, Emotionen mit dem EEG in Gehirnarealen nachzuweisen. Noch lassen sich bestimmte energetische Prozesse wissenschaftlich nicht messen. Die Psyche lässt sich durch MRT nicht abbilden, und eine Ansammlung von psychischen Blockaden kann man nicht beweisen. Das macht meine Arbeit bisher so schwierig. Aber ich bin überzeugt, dass dieser Nachweis erbracht werden wird.

9 Ausblick

Gesunde Ernährung heute

Die in unserer Gesellschaft seit Jahren diskutierten Forderungen nach gesunder Ernährung sind zu pauschal. Da wird behauptet, viel Salat, Obst und Gemüse seien gesund. Aber das trifft nicht auf alle gleichermaßen zu, denn – um nur ein Beispiel zu nennen – für den Lung-Typ ist eine Ernährung mit überwiegend Salat und Rohkost falsch! Er braucht Süßes, Milchprodukte, erdende Komponenten.

Die vorherrschenden Ernährungsrichtlinien unterscheiden nicht zwischen den einzelnen Obst- und Gemüsesorten, und doch sind deren Geschmacksrichtungen und entsprechende thermische Wirkungen sehr unterschiedlich. Das allgemein verbreitete undifferenzierte Gesundheitskonzept wird dem Individuum nicht gerecht.

Dabei könnte es ganz einfach sein. Es wäre wünschenswert und leicht umzusetzen, dass der Kunde beim Lebensmittelkauf in den Läden eine Orientierung bekommt. So wie bestimmte Nahrungsmittel als »laktosefrei« oder »fettarm« gekennzeichnet sind, könnte man z.B. durch Farben Hinweise auf die Kompatibilität von Nahrungsmitteln mit den Konstitutionstypen der Tibetischen Medizin und des Ayurveda geben.

Meine Vision ist, das Prinzip der Konstitutionstypen auch in anderen Bereichen umzusetzen: in medizinischen und heilpraktischen Praxen, in der Gastronomie, sogar beim Kauf von Kleidung. Anstatt in spezielle ayurvedische Restaurants zu gehen, von denen es ohnehin nicht viele gibt, wäre es leicht möglich, auch in deutschen, italienischen,

französischen oder asiatischen Restaurants so zu essen, dass es dem eigenen Typ gerecht wird. Der Aufwand wäre begrenzt, denn man braucht keine besonderen Lebensmittel. Kartoffel bleibt Kartoffel, und Sahne bleibt Sahne. Es kommt lediglich auf die Verteilung an. Mit Hilfe einer farblichen Kennzeichnung nach Typen könnte der Gast leicht erkennen, was für ihn am bekömmlichsten ist.
Die Vorteile der typgerechten Ernährung liegen auf der Hand: Die Menschen ernähren sich so, wie es für sie wirklich »gesund« ist. Für die meisten Menschen ist keine große Nahrungsumstellung erforderlich. Solange sie nicht in einer Zuckerabhängigkeit oder anderen Süchten feststecken, wissen sie ohnehin intuitiv, was ihnen guttut: Ihr Appetit auf bestimmte Nahrungsmittel zeigt es ihnen.

Individualität und Freiheit

Die Typenlehre der Tibetischen Medizin gibt nicht nur Hinweise auf körperliche Erkrankungsrisiken, auf günstige und ungünstige Ernährungsweisen etc., sondern auch auf Charaktereigenschaften. Die Psychologie spielt dabei eine entscheidende Rolle. Es geht eben nicht nur darum, dass z. B. träge Menschen weniger Milch trinken. Die Menschen können auch erkennen, welche Berufswahl, welche Wünsche für sie realistisch und sinnvoll sind, und so vermeiden, in eine falsche Richtung zu gehen.
Die Tibetische Medizin bietet eine Art Gebrauchsanweisung für eine Lebensführung, zu der auch gesellschaftliche und politische Aspekte gehören. Selbst(er)kenntnis reicht über die körperliche Verfassung hinaus. Die Gefahr unserer Zeit liegt in der Pauschalisierung: Alle werden mit Aspirin behandelt und vor Computern mit den gleichen reduzierten Informationen berieselt. Die Gleichschaltung wirkt umso leichter, je weniger die Menschen sich selbst

kennen und je mehr sie sich von ihrer Individualität entfernt haben. Doch frei wird man nur durch Individualisierung, nicht nur im Körperlichen, sondern auch auf einer geistigen Ebene.
In einer Gesellschaft, in der jeder Mensch seine Individualität bewahren kann, wird dem Einzelnen ebenso geholfen wie der gesamten Zivilisation. Die Tibetische Medizin hat auch einen epidemiologischen Ansatz: Nicht nur »Zivilisationskrankheiten« können durch sie behandelt werden, sondern auch die »Krankheit der Zivilisation«.

Tibetische Medizin: Heilung des Individuums und der Gesellschaft

Voraussetzung für Gesundheit ist, dass wir unsere Individualität erkennen und respektieren. Jeder Mensch hat seine ganz eigenen Eigenschaften, die durch äußere Faktoren beeinflusst werden. Eine schädliche Entwicklung lässt sich durch bestimmte Verhaltensweisen und Substanzen aufhalten. Die Eigenschaften von Geschmacksrichtungen, Kälte oder Hitze wirken, weil jeder Mensch sie bereits in sich hat. Sie setzen Impulse zur Veränderung. Wie in der Homöopathie geht es um die Informationen dessen, was wirken soll.
Ein geschulter Therapeut kann gezielt Impulse setzen, beispielsweise Wärme- und Kälteimpulse. Muss bei einem Patienten ein bestimmtes Typenelement, z. B. Tripa, gestärkt werden, setzt der Heiler mit den entsprechenden Kräutern, der Ernährung und den Verhaltensänderungen den notwendigen Impuls.
Ein guter Therapeut verfolgt aber immer auch die Absicht, durch seine Präsenz zu heilen. Dieses hohe Ideal ist in den Grundlagenschriften der Tibetischen Medizin festgeschrieben. Das Heilen durch Präsenz ist auch in anderen

Kulturkreisen bekannt. Es ist Ziel des Behandelnden, die Bedürfnisse intuitiv aufzunehmen und entsprechende heilende energetisch-emotionale Impulse zu setzen, um den Patienten auf seine Heilung einzustimmen. Wir brauchen nicht unbedingt Medikamente und Bäder oder andere Behandlungen, sondern vor allem ein Verständnis davon, was uns fehlt.

Diese Medizin funktioniert deshalb, weil wir ihre Informationen bereits in uns tragen. So wie wir den physiologischen Ausdruck von Freude oder Trauer eines anderen verstehen, so können wir auf homöopathische Impulse reagieren, ebenso wie auf emotionale Impulse eines Therapeuten. Sie wirken, weil ihre Informationen in uns auf Resonanz stoßen.

Jeder Mensch kann sich selbst Therapeut sein. Geistige Klarheit und eine maßvolle Lebensführung, Selbsterkenntnis und Selbstdisziplin sind Voraussetzungen dafür, dass man die Verantwortung für die eigene Gesundheit wie auch für die der Umwelt übernimmt.

Wenn wir traurig sind, überträgt sich dieses Gefühl auf andere, z.B. auf die Familie. Solange wir unsere Gefühle kontrollieren, halten wir Schaden von unseren Mitmenschen fern und bewirken für sie Gutes.

Das schlechte Verhalten des Einzelnen fällt auch auf die Gesellschaft zurück. Wo der Einzelne sich von Gier, Hass und Trägheit beherrschen lässt, verschmutzt und vergiftet er die Gesellschaft, in der er lebt. Sein negatives, schädliches Verhalten wirkt wie eine Epidemie und trägt zum Verfall einer ganzen Gesellschaft bei. Hier kommt auch Erziehung ins Spiel. Das Persönliche ist nicht von dem Gesellschaftlichen zu trennen.

Das Lokale hat immer Auswirkungen auf das Globale. Alles ist mit allem vernetzt. So wie das Blut des Menschen als Träger seiner Seele gesehen wird, so kann man das Wasser

der Ozeane als Träger der Weltseele betrachten. Die Verschmutzung der Menschenseele wirkt sich auf die kosmische Seele aus und verschmutzt auch diese. Innere Dämonen, Ängste, Gier, Hass und Dummheit beeinflussen die äußeren Dämonen. Werden die inneren Dämonen zu mächtig, greifen sie in die biologischen Bedürfnisse der Natur ein und gefährden auch in diesem Bereich das ökologische Gleichgewicht, etwa wenn durch menschliche Gier Wälder zerstört, zu viel Öl aus der Erde herausgepresst oder Kriege geführt werden. Dort, wo beim Einzelnen die Ventile nicht geöffnet werden, sprengen Dämonen die Pforten und greifen die Ökologie der Erde an. Ein ungebändigter Dämon ist nicht nur für den einzelnen Menschen eine Gefahr, sondern für die gesamte Umwelt.
Die eigentliche (Selbst-)Behandlung besteht darin, keine Dämonen entstehen zu lassen, sondern Blockaden zu beseitigen und alles in Fluss zu bringen. Viele Menschen haben die Fähigkeit zu mentaler Kommunikation verloren. Statt in sich oder in andere hineinzuhören, plappern sie ununterbrochen in ihre Handys. Diese Kommunikation ist oberflächlich und verstellt den Weg zu echter Verständigung. Ein Gebet, eine Meditation, eine intensive Selbstversenkung können ein größerer Schritt zur Selbstheilung sein als der Konsum von Tabletten. Wir müssen uns auf unsere eigenen Kräfte besinnen.
Die Tibetische Medizin nutzt wie andere asiatische Traditionen Mantras zur Unterstützung von Heilung. Diese Tradition kennen alle Kulturen der Erde. Im Buddhismus und Hinduismus spielt die geistige Dimension eine große Rolle, bei den indigenen Zivilisationen Amerikas fand und findet man Heilung in der Zwiesprache mit den Geistern. Und auch im Katholizismus werden Gebete an jeweils »zuständige« Heilige gerichtet. Dort gibt es die Beichte, bei der man sich mit seinen sündigen Taten konfrontiert,

Absolution und die Sühnegebete, mit denen man sich reinigt. Diese Vorgehensweise hat auch eine Ventilfunktion: Sie ist ein Weg, um sich von dem eigenen Bösen, den eigenen Dämonen, zu distanzieren und zu befreien.

Ruhe und Klarheit, wie wir sie in der Versenkung, im Gebet, in der Meditation erfahren, bringen Selbsterkenntnis und sind der entscheidende Schritt auf dem Weg zu Heilung.

Viele der in diesem Buch dargestellten Praxisbeispiele zeigen, dass das geistige Prinzip Krankheit auslösen, aber auch heilen kann. Wer ein Verständnis für die Typologien und Denkweisen der Tibetischen Medizin gewonnen hat, kann sich selbst besser einschätzen, seine Verhaltensweisen der neuen Selbsterkenntnis anpassen und sich so gesund erhalten. In diesem Sinne wünsche ich meinen Leserinnen und Lesern ein gesundes und erfülltes Leben.

Anhang

Test: Welchem Typ gehöre ich an?

Zur Durchführung des Typentests empfehle ich Ihnen, entweder die folgenden Aussagen zu kopieren und diejenigen anzukreuzen, die auf Sie im Allgemeinen zutreffen. Oder Sie legen auf einem separaten Blatt eine Liste an mit den drei Feldern: »Eigenschaften von Lung«, »Eigenschaften von Tripa« und »Eigenschaften von Badkan« und machen für jede zutreffende Aussage einen Strich in der entsprechenden Rubrik.

Anschließend zählen Sie die Kreuze bzw. Striche zusammen und vergleichen, wie viele Lung-, Tripa- und Badkan-Eigenschaften auf Sie zutreffen. Dieses Verhältnis gibt Ihnen Aufschluss über Ihren eigenen Typus.

Beachten Sie, dass die wenigsten Menschen einem eindeutigen Typus entsprechen. Dies ist dann der Fall, wenn fast alle Äußerungen eines Typus zutreffen, während es bei den anderen beiden Typen kaum Übereinstimmungen gibt. Die meisten Menschen sind Mischtypen, z. B. Lung-Tripa, Lung-Badkan und Tripa-Badkan. In den seltensten Fällen mischen sich alle Elemente zu gleichen Teilen, was einen Konstitutionstyp aus Lung-Tripa-Badkan ergibt.

Eigenschaften von Lung

- ○ Sie sind sehr groß oder sehr klein
- ○ Sie neigen zu Untergewicht
- ○ Sie haben eine eher schlechte Körperhaltung, sind vorgebeugt oder haben einen Haltungsschaden
- ○ Ihr Körperbau ist zart und feingliedrig
- ○ Sie haben einen schmalen Kopf
- ○ Ihre Gelenke sind groß, ausgeprägt und knacken hörbar
- ○ Sie haben schmale, knochige Schultern
- ○ Sie haben eine schmale Hüfte
- ○ Ihre Haut ist rauh, trocken und kühl
- ○ Sie neigen zu Falten
- ○ Sie haben blaue, graue oder braune Augen mit eher bläulichem Augenweiß
- ○ Ihr Blick ist eher unruhig
- ○ Ihre Nase ist klein, zierlich, eventuell etwas schief
- ○ Sie haben eher kühle und trockene Hände und Füße
- ○ Ihre Hände und Füße sind schmal und knochig
- ○ Ihre Venen sind gut sichtbar
- ○ Sie haben einen tänzelnden Gang
- ○ Sie sprechen mit leiser, eher schwacher Stimme
- ○ Sie sprechen viel, schnell, hastig und monologisieren gern
- ○ Sie sind (hyper)aktiv, sportlich, geistig sehr rege und reagieren schnell
- ○ Sie geraten schnell in Wallung, danach fällt Ihre Energie in sich zusammen
- ○ Sie schlafen schlecht, träumen unruhig und wachen immer wieder auf
- ○ Morgens können Sie unterschiedlich gut aufstehen
- ○ Sie erinnern sich nur bruchstückhaft an Ihre Träume
- ○ Sie neigen zu unregelmäßiger Verdauung mit unterschiedlichen Beschwerden wie Blähungen und Verstopfung

- ○ Der Stuhl ist eher trocken, dunkel und hart
- ○ Sie scheiden eher wenig Urin aus
- ○ Sie haben viel Energie und neigen dazu, über Ihre Grenzen zu gehen
- ○ Sie sind unentschlossen, und wenn Sie eine Entscheidung getroffen haben, werfen Sie sie schnell wieder um
- ○ Sie haben eine schnelle Auffassungsgabe
- ○ Ihr Kurzzeitgedächtnis ist deutlich besser als Ihr Langzeitgedächtnis
- ○ Sie sind kreativ, haben ständig neue Ideen, die Sie jedoch nicht alle umsetzen
- ○ Sie sind leichtgläubig, aber hinterfragen leicht
- ○ Sie sind chaotisch im Alltag
- ○ Sie geben gern Geld aus, ohne groß darüber nachzudenken, und haben oft Geldsorgen
- ○ Sie tauschen erstandene Waren oft um
- ○ Sie lassen sich schnell begeistern, können dann aber sehr enttäuscht sein
- ○ Sie sind sehr emotional
- ○ Sie sehnen sich oft nach innerer Ruhe
- ○ Sie sind eher gierig und möchten oft unbedingt etwas haben
- ○ Sie verhalten sich eher defensiv
- ○ Sie sind eher zukunftsorientiert
- ○ Sie sind eher labil
- ○ Sie sind eher übersensibel
- ○ Es mangelt Ihnen an Selbstvertrauen
- ○ Sie sind humorvoll, spontan und gesellig
- ○ Sie sind nicht nachtragend
- ○ Sie lachen gern
- ○ Sie neigen zu Ängsten, Verspannungen, Unruhe und Herz-Kreislauf-Problemen
- ○ Körperliche Beschwerden äußern sich eher im unteren Bauch

- ○ Beschwerden verschlimmern sich am frühen Morgen oder in der Abenddämmerung
- ○ Sie sind unternehmungslustig und reisen gern spontan
- ○ Hunger und Durst sind bei Ihnen wechselhaft
- ○ Sie essen unregelmäßig, mal viel, dann wiederum vergessen Sie zu essen
- ○ Wenn Sie zu wenig gegessen haben, werden Sie fahrig
- ○ Sie vertragen gut gekochte, eiweißreiche Nahrung und warme Getränke
- ○ Lärm stört Sie
- ○ Sie haben eine starke Sexualität, sind leicht erregbar und mit unterschiedlich ausgeprägtem Verlangen
- ○ In Gesprächen können Sie gleichzeitig mehreren zuhören und darauf reagieren
- ○ Multitasking ist Ihre Stärke
- ○ Sie finden schnell Freunde, verlieren sie aber wieder aus den Augen
- ○ Sie haben einen rasanten Fahrstil
- ○ Bei Stress geraten Sie in Panik und reagieren mit Kopfschmerzen
- ○ Ihre Hobbys liegen im kreativen, künstlerischen Bereich
- ○ Sie legen sich gern in die Sonne
- ○ Schwimmen ist nicht gerade Ihre Leidenschaft
- ○ Sie lieben warmes, sonniges, auch warmfeuchtes Wetter
- ○ Sie hassen kalten Wind
- ○ Wenn Sie am Meer sind, baden Sie gern, liegen in der Sonne und genießen Gespräche mit anderen
- ○ Beim Urlaub in den Bergen laufen Sie gern los und lassen sich überraschen, Sie brauchen dazu keine Wanderausrüstung

Eigenschaften von Tripa

- ◯ Sie sind mittelgroß
- ◯ Sie neigen zu Normalgewicht
- ◯ Ihre Körperhaltung ist normal, gerade
- ◯ Sie haben einen mittleren, robusten Körperbau
- ◯ Sie haben einen ovalen Kopf
- ◯ Ihre Gelenke sind durchschnittlich ausgeprägt
- ◯ Sie haben durchschnittliche, eckige Schultern
- ◯ Sie haben eine normale Hüfte
- ◯ Ihre Haut ist trocken, rosig, schimmernd und warm
- ◯ Sie neigen zu Leber- und Pigmentflecken
- ◯ Ihre Iris enthält gelbliche Einsprengsel, der Augapfel ist gelblich-weiß
- ◯ Ihr Blick ist durchdringend und direkt
- ◯ Ihre Nase ist mittelgroß, gerade, eventuell spitz
- ◯ Ihre Hände und Füße sind kräftig und angenehm muskulös
- ◯ Sie haben eher warme, verschwitzte Hände und Füße
- ◯ Ihre Venen sind kaum sichtbar
- ◯ Ihr Gang ist entschlossen, energisch
- ◯ Ihre Stimme ist kräftig und klar
- ◯ Sie sprechen durchdringend, eloquent, man hört Ihnen gern zu
- ◯ Sie können sich gut konzentrieren
- ◯ Sie geraten eher schnell in Wut, fühlen sich dann aber unwohl
- ◯ Sie brauchen wenig Schlaf. Wenn Sie nachts aufwachen, können Sie leicht wieder einschlafen
- ◯ Sie können gut früh aufstehen
- ◯ In der Regel erinnern Sie sich an Ihre Träume
- ◯ Ihre Verdauung ist sehr gut
- ◯ Der Stuhl ist eher ölig, gelb und locker
- ◯ Sie scheiden viel Urin aus

- ○ Sie sind dynamisch und kraftvoll. Manchmal wünschen Sie sich mehr Energie, als Ihnen zur Verfügung steht
- ○ Sie treffen mutig und sicher schnelle und eindeutige Entscheidungen
- ○ Sie haben einen scharfen, kritischen Verstand
- ○ Sie erinnern sich auch an Details
- ○ Sie sind geistig flexibel und denken analytisch und wissenschaftlich
- ○ Wenn Sie an etwas glauben, dann unerschütterlich, bis hin zum Fanatismus
- ○ Sie sind organisiert und strukturiert im Alltag
- ○ Sie geben Ihr Geld gezielt aus, gern auch für Luxus
- ○ Oft kaufen Sie nach Plan ein
- ○ Sie können charmant sein, aber auch cholerisch
- ○ Sie sind ehrgeizig und auch neidisch
- ○ Sie neigen zu Jähzorn
- ○ Sie können rechthaberisch bis tyrannisch sein
- ○ Sie neigen dazu, andere zu provozieren
- ○ Sie sind eher gegenwartsbezogen
- ○ Sie sind eher aufbrausend
- ○ Sie sind eher intolerant
- ○ Sie haben ein starkes Selbstvertrauen
- ○ Sie ordnen sich nicht gern unter. Andere erscheinen Ihnen oft langsam, Ihnen fehlt die Geduld mit Ihren Mitmenschen
- ○ Sie können hochmütig und verletzend sein
- ○ Mit Kritik können Sie nicht gut umgehen
- ○ Sie reisen gern an Orte, die Sie noch nicht kennen
- ○ Körperliche Beschwerden äußern sich eher im mittleren Körperbereich, z. B. am Magen und Oberbauch
- ○ Sie neigen zu fiebrigen Infektionen, Leber- und Gallebeschwerden, Furunkeln etc.
- ○ Beschwerden verschlimmern sich am Mittag oder um Mitternacht

- ○ Hunger und Durst sind bei Ihnen stark ausgeprägt
- ○ Sie haben einen starken Appetit und essen viel
- ○ Wenn Sie zu wenig gegessen haben, werden Sie gereizt
- ○ Sie vertragen gut Salate, Rohkost und kühle Getränke
- ○ Starke visuelle Reize empfinden Sie als störend
- ○ Sie haben ein starkes sexuelles Verlangen und sind sehr leidenschaftlich
- ○ Sie mögen kontroverse Gespräche
- ○ Sie können sich auf verschiedene Themen nacheinander konzentrieren
- ○ Sie finden leicht Freunde, dabei achten Sie darauf, dass diese Ihnen nützlich sind oder zu Ihnen passen
- ○ Sie fahren zügig und forsch
- ○ Auf Stress reagieren Sie mit Zorn und bekommen tendenziell Magenbeschwerden
- ○ In der Freizeit machen Sie gern Leistungssport und nehmen an Wettkämpfen teil
- ○ Sonnenbaden ist nichts für Sie
- ○ Sie schwimmen sehr gern
- ○ Warmes Wetter mögen Sie nicht, dafür lieben Sie klare Luft und kühle Temperaturen
- ○ Sie hassen große Hitze
- ○ Urlaub am Meer bedeutet für Sie vor allem sportliche Aktivitäten wie Surfen oder Tauchen
- ○ Beim Urlaub in den Bergen lieben Sie es, Gipfel zu erstürmen

Eigenschaften von Badkan

- ○ Sie sind gedrungen oder groß
- ○ Sie neigen zu Übergewicht
- ○ Ihre Körperhaltung ist aufgerichtet
- ○ Ihr Körperbau ist kräftig, füllig oder korpulent
- ○ Sie haben einen runden Kopf
- ○ Ihre Gelenke sind grob und ohne Knackgeräusche bei Bewegungen
- ○ Sie haben runde Schultern
- ○ Sie haben eine breite Hüfte
- ○ Ihre Haut ist weich, glatt, grobporig und kalt
- ○ Ihre Haut ist blass und hell
- ○ Ihre Augenfarbe ist eher blass mit milchigem Augenweiß
- ○ Ihr Blick ist offen und klar
- ○ Ihre Nase ist eher groß und rund
- ○ Sie haben oft feuchte, kalte Hände und Füße
- ○ Ihre Hände und Füße sind fleischig, breit und rundlich
- ○ Ihre Venen sind nicht sichtbar
- ○ Sie gehen langsam, mit eher schweren Schritten
- ○ Ihre Stimme ist angenehm tief, melodiös, sonor
- ○ Sie sprechen wenig, hören lieber zu
- ○ Sie sind eher träge, lethargisch und schwerfällig
- ○ Sie lassen sich nicht leicht aus der Ruhe bringen
- ○ Sie schlafen viel, tief und eher traumlos
- ○ Es fällt Ihnen schwer, morgens aufzustehen
- ○ Ihre Träume beschäftigen Sie noch nach dem Aufwachen
- ○ Ihr Stoffwechsel ist verlangsamt, die Verdauung träge. Sie neigen zu Blähungen, Völlegefühl und Verstopfung. Auch Durchfall und Bauchschmerzen nach dem Essen können auftreten
- ○ Der Stuhl ist fest, gut geformt

- ○ Die Urinmenge ist mäßig, der Urin eher trüb
- ○ Was Ihnen an Energie fehlt, gleichen Sie durch Ausdauer aus
- ○ Sie erwägen eine Entscheidung langsam und mit Sorgfalt, dann bleiben Sie dabei
- ○ Sie denken lange und gründlich nach
- ○ Was Sie einmal gelernt haben, vergessen Sie nicht mehr
- ○ Sie sind eher praktisch als kreativ
- ○ In Ihrem Glauben sind Sie beständig, unerschütterlich und tief
- ○ Sie mögen Regelmäßigkeit und Routine im Alltag
- ○ Im Umgang mit Geld sind Sie sparsam.
- ○ Sie achten auf Preise und kaufen Angebote auf Vorrat ein
- ○ Sie sind bodenständig, ausgeglichen und friedfertig
- ○ Man kann sich auf Sie verlassen
- ○ Es fällt Ihnen sehr schwer, loszulassen
- ○ Sie sind fürsorglich, warmherzig und höflich
- ○ Sie sind eher abwartend
- ○ Sie sind eher rückwärtsgewandt und vergangenheitsorientiert
- ○ Sie sind eher konformistisch
- ○ Sie sind eher unsensibel
- ○ Sie sind selbstzufrieden, mit sich im Reinen
- ○ Sie gewinnen schnell Sympathie und Vertrauen
- ○ Andere Menschen sprechen sich gern bei Ihnen aus
- ○ Sie sind fürsorglich
- ○ Sie reisen gern an bekannte Orte, von denen Sie wissen, dass sie Ihnen gefallen
- ○ Körperliche Beschwerden äußern sich oft im oberen Bauchbereich, z. B. durch Atemnot.
- ○ Sie neigen zu chronischen Erkrankungen z. B. der Bronchien, Diabetes, Nierenerkrankungen, Ödemen, Schwellungen etc.

- ○ Beschwerden verschlimmern sich vormittags oder am späten Abend
- ○ Hunger und Durst sind bei Ihnen schwach ausgeprägt
- ○ Sie essen gern und viel und fühlen sich anschließend müde. Allerdings können Sie auch mal eine Mahlzeit ausfallen lassen
- ○ Wenn Sie mal zu wenig gegessen haben, macht Ihnen das nichts aus
- ○ Sie vertragen gut warme leichte Kost und warme Getränke
- ○ Sie mögen es nicht, wenn jemand Sie anfasst
- ○ Sie haben ein gleichmäßiges sexuelles Verlangen und brauchen Stimulation. Der Akt ist ausdauernd
- ○ In Gesprächen hören Sie eher zu und ordnen das Gehörte kritisch ein
- ○ Sie können sich immer nur gleichzeitig auf eine Sache konzentrieren
- ○ Sie prüfen lange, bevor Sie einen Menschen als Freund betrachten. Dann aber pflegen und erhalten Sie die Freundschaft
- ○ Sie haben einen gleichmäßigen Fahrstil
- ○ Stress löst bei Ihnen oft Hunger oder Übelkeit aus
- ○ Freizeit bedeutet für Sie faulenzen, lesen, es ruhig angehen lassen
- ○ Sie lieben es, sich in die Sonne zu legen
- ○ Schwimmen ist nichts für Sie
- ○ Sie mögen warmes, trockenes Wetter
- ○ Sie hassen kaltes, feuchtes, nebliges Wetter
- ○ Im Urlaub am Meer gehen Sie gern zum Abkühlen ins Wasser. Sie mögen es beschaulich, sammeln Muscheln, sehen Surfern zu …
- ○ Beim Urlaub in den Bergen genießen Sie vor allem die schöne Aussicht und freuen sich auf die Berghüttenrast

Zuordnungen in der Tibetischen Medizin

	Lung	**Tripa**	**Badkan**
Ursachen	Gier	Hass	Verblendung, Unwissenheit
In Verbindung mit	Taille, Hüfte	Leber, Gallenblase	Gehirn
Körperbereiche	unten	Mitte	oben
Bereiche von Störungen	Knochen, Ohren, Haut, Herz, zentrale Leitbahnen (Nerven, Blutgefäße), Dickdarm	Blut, Schweiß, Augen, Leber, Gallenblase, Dünndarm	Muskelgewebe, Fettgewebe, Knochenmark, reproduktive Flüssigkeiten, Stuhl, Urin, Nase, Zunge, Lunge, Milz, Magen, Niere, Blase
Alter	Alter	Erwachsenenleben	Kindheit
Orte	strenge Kälte, viel Wind	trocken, heiß	nass, feucht
Zeitliches Auftreten der Störungen	Sommer, Abend, Morgendämmerung	Herbst, Mittagszeit, Mitternacht	Frühling, Abenddämmerung, Morgen
Temperatur	kalt	heiß	kalt
Zunge	rötlich, trockene, rauhe Oberfläche	stark belegt, hellgelb	weißlich, klebrig, matt, glatt, feucht
Urin	wie Wasser, bildet Blasen	rötlich-gelb, starker Dampf, übelriechend	weiß, wenig Geruch und Dampf

	Lung	***Tripa***	***Badkan***
Puls	oberflächlich, leer, fällt in unregelmäßigen Abständen aus	rasch, voll, gespannt	tief, leer, langsam
Verhalten bei entsprechender Störung	Aufenthalt in warmen Gebieten, mit nahestehenden Menschen	Aufenthalt an kühlen Orten, Erholung	Aufenthalt an warmem Ort, Bewegung
Heilmittel von außen	süß, sauer, salzig mit fetter, schwerer und sanfter Wirkung	süß, bitter, zusammenziehend mit kühler, feuchter und stumpfer Wirkung	heiß, sauer und zusammenziehend mit scharfer, rauher und leichter Wirkung
Äußere Anwendungen	Massage	schweißtreibende Methoden, Aderlass, Kaltwasseranwendungen	Kompressen, Moxibustion

Mittel der Tibetischen Kräutermedizin

Hilfreiche Pflanzen bei Hitze-Krankheiten

Acker-Hellerkraut, *Thlaspi arvense* – Bre-ga
Agriophyllum pungens (asiatische Heilpflanze) – Byi-tsher
Artemisia sieversiana (asiatische Heilpflanze) – Tshar-bong
Baikal-Helmkraut, *Scutellaria baicalensis* – Hong-lrn
Brennnessel, *Urtica* – Zba
Chinesische Vogelmiere, *Stellaria dichotoma* – Sro-lo
Chinesischer Enzian, *Gentiana macrophylla* – Kyi-lce
Cnidium dahuricum (asiatische Heilpflanze) – Tan-kun
Cymbaria dahurica (asiatische Pflanze) – A-krong dkar
Drachenkopf, *Dracocephalum* – Pri-yang-ku
Duftender Wurmfarn, *Dryopteris fragrans* – Ldum-bu re-ral
Echter Alant, *Inula helenium* – Ma-nu
Färberkrapp, *Rubia tinctorum* – Btsod
Fingerblättrige Akebie, *Akebia quinata* – Ba-li-ka
Flaschenkürbis, *Lagenaria siceraria* – Ka-bed
Fransenenzian, *Gentianopsis barbata* – Tig-ta
Greiskraut, *Senecio* – Yu-gu-shing
Holunder, *Rubus* sp. *Sambucus manshurica* – Kan-ta-ka-ri
Ingwerkrepp, *Costus speciosus* – Push-kur-mu-la
Kampferbaum, *Cinnamonum camphora* –Ga-bur
Kapokbaum, *Bombax malabaricum* – Ge-sar
Knöterich, *Poligonum divaricatum* – Snya-lo
Kreuzkümmel, *Cuminum cyminum* – Ze-ra-dgar-po
Malve, *Malva* – Ha-loi me-tog, Lkam-bru
Meerträubel, *Ephedra sinica, E. casuarine* – Mtshe-ldum
Mongolische Eiche, *Quercus mongolica* – Mon-cha-ra
Rhabarber, *Rheum officinale* – Lkum-rtsa
Rispelstrauch, *Myricaria* – om-bu
Rotwurzel-Salbei, *Salvia miltiorrhiza* – Re-skon
Schafgarbe, *Achillea* – Bam-po

Scheinmohn, *Meconopsis* – Utpal
Schellack, *Resina Lacca* – Tshos
Schlehdorn, *Prunus spinosa* – Snying-zho-sha
Schwalbenwurzen, *Vincetoxicum sibiricum* – Dug-mo-nyung
Schwertbohne, *Canavalia gladiata* – Mkhal-ma zho-sha
Sibirisches Herzgespann, Marihuanilla, *Leonurus sibiricus* – Gang-ga-chung
Spargel, *Asparagus* – Nye-shing
Steinbrech, *Saxifraga* – Brag-skya-ha-bo
Weinrebe, *Vitis vinifera* – Rkun-brum
Weißer Enzian, *Gentiana algida* – Span-rgyan-dgar
Wiesenraute, *Thalictrum* – Myang-rtsi-spras

Hilfreiche Pflanzen bei Kälte-Krankheiten (»kalten Nieren«)

Acker-Hellerkraut, *Thlaspi arvense* – Bre-ga
Agriophyllum pungens (asiatische Heilpflanze) – Byi-tsher
Duftender Wurmfarn, *Dryoptesis fragrans* – Ldum-bu re-ral
Färberkrapp, *Rubica tinctorum* – Btsod
Indische Lotusblume, *Nelumbo nucifera* – sra-bras
Japanische Nusseibe, *Torreya nucifera* – A-bras
Japanische Wollmispel, *Eriobotrya japonica* – Shum-khan
Kardamom, *Elettaria cardamomum* – Sug-mel
Malve, *Malva* – Lcam-'bru
Molukkenbohne, *Caesalpinia bonducella* – jam-bras
Schellack, *Resina Lacca* – Tshos
Schwertbohne, *Canavalia gladiata* – Mkhal-ma zho-sha
Sibirische Berberitze, *Berberis sibirica* – Skyer-ba

Hilfreiche Pflanzen bei Lung-Krankheiten

Brennnessel, *Urtica* – Zba
Echter Alant, *Inula helenium* – Ma-nu
Echter Kümmel, *Carum carvi* – Go-snyod
Erbse, *Pisum sativum* – Sran-ma
Gewürzlilie, *Kaempferia galanga* – Sga-skya
Gewürznelke, *Eugenia caryophyllata* – Li-shi
Holunder (China, Korea), *Sambucus manshurica* – Kan-ta-ka-ri
Kampferlorbeer, Feenkraut, *Cinnamomum camphora* – Ga-bur
Knoblauch, *Allium sativum* – Sgog-skya
Koriander, *Coriandrum sativum* – 'u-su
Kreuzkümmel, *Cuminum cyminum* – Ze-ra-dgar-po
Lauch, *Allium* – Btsong
Muskat, *Myristica fragrans* – Dza-ti
Myrobalane, *Terminalia chebula* – A-ru-ra
Rettich, *Raphanus sativus* – La-phug
Sesam, *Sesamum indicum* – Til-dkar
Sophora flavescens (asiatischer Strauch) – Sle-tres
Spargel, *Asparagus* – Nye-shing
Steckenkraut, Fenchel, *Ferula* – Shin-kun
Storaxbaum, *Styrax benzoin* – Gu-gul
Walnuss, *Juglans regia* – Star-ga
Zanthoxylum, *Zanthoxylon bungeanum* – Gyer-ma
Zimt, *Cinnamomum cassia* – Shing-tsha

Hilfreiche Pflanzen bei Tripa-Krankheiten

Amlabaum, *Phyllanthus emblica* – Skyu-ru-ra
Ampfer (asiatisch), *Rumex gmelinii* – Ri-sho
Chinesischer Enzian, *Gentiana macrophylla* – Kyi-ice
Cortusa altaica (asiatische Heilpflanze) – Gya-gyi-ma

Euphorbia kozlovii (asiatische Heilpflanze) – Mkhron-bu
Fransenenzian, *Gentianopsis barbata* – Tig-ta
Gacfrucht, *Momordica cochinchinesis* – Gser-gui-me-tog
Kapokbaum, *Bombax malabaricum* – Ge-sar
Knoblauch, *Allium sativum* – Sgog-skya
Myrobalane (indische Art), *Terminalia bellerica* – A-ru-ra
Ringelblume, *Calendula officinalis* – Nyi-dga
Rispelstrauch, *Myricaria* – om-bu
Schwalbenwurzen, *Vincetoxicum sibiricum* – Dug-mo-nyung
Sibirische Berberitze, *Berberis sibirica* – Skyer-ba

Hilfreiche Pflanzen bei Badkan-Krankheiten

Amlabaum, *Phyllanthus emblica* – Skyu-ru-ra
Chinesische Quitte, *Cydonia sinensis* – Se-yab
Echter Haarstrang, Meisterwurz, *Peucedanum* – Lca-ba
Gewürzlilie, *Kaempferia galanga* – Sga-skya
Granatapfel, *Punica granatum* –
Holunder (China, Korea), *Sambucus manshurica* – Kan-ta-ka-ri
Indische Kostuswurzel, *Saussurea costus* – Ru-rta
Ingwer, *Zingiber officinale* – Sman-ga
Kassie, *Cassia* – Mu-ra-rtsi
Koriander, *Coriandrum sativum* – u-su
Kreppingwer, *Costus speciosus* – Push-kar-mu-la
Kümmel, *Carum carvi* – Go-snyod
Lauch, *Allium* – Btsong
Löwenzahn, *Taraxacum officinale* – Khur-mang
Myrobalane (indisch), *Terminalia bellerica* – Ba-ru-ra
Myrobalane, *Terminalia chebula* – A-ru-ra
Rettich, *Raphanus sativus* – La-phug Se-bru
Sanddorn, *Hippophae rhamnoides* – Star-bu

Schwarzer Pfeffer, *Piper nigrum* – Pho-ba-ri
Sibirischer Rhododendron, *Rhododendron adamsii* – Da-li
Vetiver, *Vetiveria zizanoides* – Bu-shel-rtsi
Weißwurz, *Polygonatum* – Ra-mnye

Da es sehr aufwendig ist, die Kräuter in Kleinmengen zu organisieren, dann zu pulverisieren und in den richtigen Verhältnissen zu mischen, kann man bei der Schweizer Firma Padma (www.padma.ch) nachsehen, ob man dort ein für die eigenen Bedürfnisse entsprechendes Präparat findet.
Padma stellt Kräutermischungen her, die den ursprünglichen Rezepten der Tibetischen Medizin nahekommen und sich als sehr wirkkräftig erwiesen haben. Berühmt ist das Mittel »Padma 28«, eine kühlende Kräutermischung mit vielseitigen, wissenschaftlich nachgewiesenen positiven Effekten u. a. auf das Immunsystem, Entzündungen, Herz und Kreislauf sowie bei Krebs.
Als eine wärmende Kräutermischung hat sich »Padma Digestin« bewährt, insbesondere bei Störungen, die auf eine geschwächte Verdauung zurückgehen, sowie bei Schwäche und Müdigkeitsstörungen allgemein.
Auch das Nerventonikum mit den Inhaltsstoffen Asafoetida mit Bockshornsamen, Gewürznelken, Guajakholz, Muskat, Myrobalanenfrüchten u. a. macht die Menschen emotional ausgeglichener.

Register

L

M

N

T

U

V

W

Z

Danksagung

Dieses Buch entstand durch die Hilfe und Zusammenarbeit vieler Menschen. Besonders danke ich dafür:

Meinem Lehrer Chimit Dorzhi Dugarov, der mir die Tür zur Tibetischen Medizin öffnete.

Anne Löhr-Gößling für die geduldige Unterstützung beim Schreiben. Andreas Gößling für das Management und die motivierenden Worte.

Tanja und Thorsten Gieschen für den professionellen Austausch und die erfolgreiche Zusammenarbeit.

Alexandra und Herbert Schwabl für die aktive Unterstützung der Tibetischen Medizin in Europa.

Olivia Baerend für die Unterstützung und Koordination rund ums Buch.

Detlef Schöttker für Ratschläge bei der Durchsicht des Manuskripts.

Meiner Familie, insbesondere meiner Frau Violetta für Liebe und Vertrauen.

Meinem Sohn Adi für anregenden Meinungsaustausch und meinem Sohn Sem für die Freude, die er mir schenkt.